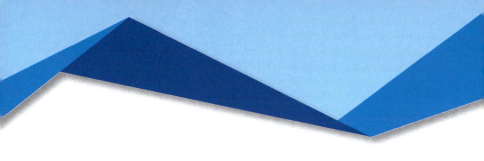

 Série Rotinas nas Emergências do Hospital Sírio-Libanês

Editor da Série: **Fernando Ganem**

Manual de Urgências e Emergências Geriátricas

EMERGÊNCIAS MÉDICAS

Outros livros de interesse

A Ciência e a Arte de Ler Artigos Científicos – Braulio Luna Filho
A Didática Humanista de um Professor de Medicina – Decourt
A Neurologia que Todo Médico Deve Saber 2a ed. – Nitrini
A Questão Ética e a Saúde Humana – Segre
A Saúde Brasileira Pode Dar Certo – Lottenberg
Artigo Científico - do Desafio à Conquista - Enfoque em Testes e Outros Trabalhos Acadêmicos – Victoria Secaf
As Lembranças que não se Apagam – Wilson Luiz Sanvito
A Vida por um Fio e por Inteiro – Elias Knobel
Atualização em Medicina de Urgência – Antônio Carlos Lopes, Hélio Penna Guimarães, Renato Delascio Lopes e Sergio Timerman
Choque Séptico – Bogossian
Cirurgia de Emergência - Com Testes de Autoavaliação – Birolini
Clínicas Brasileiras de Cirurgia - CBC (Colégio Brasileiro de Cirurgiões) - Vol. 3/05 - Urologia de Urgência – Srougi
Coluna: Ponto e Vírgula 7a ed. – Goldenberg
Como Ter Sucesso na Profissão Médica - Manual de Sobrevivência 4a ed. – Mário Emmanuel Novais
Condutas em Emergências - Unidade de Primeiro Atendimento (UPA) Hospital Israelita Albert Einstein – Alexandre Pieri
Condutas de Urgência em Pediatria - Uma Abordagem Prática e Objetiva – Prata Barbosa
Condutas em Urgências e Emergências para o Clínico - Edição Revista e Atualizada – Valdir Golin
Condutas em Cirurgia de Emergência – Birolini
Condutas no Paciente Grave 3a ed. (vol. I com CD e vol. II) – Knobel
Controvérsias e Iatrogenias na Cirurgia do Trauma – Mantovani
Cuidados Paliativos - Diretrizes, Humanização e Alívio de Sintomas – Franklin Santana
Desfibrilação Precoce - Reforçando a Corrente de Sobrevivência – Timerman
Dicionário de Ciências Biológicas e Biomédicas – Vilela Ferraz
Dicionário Médico Ilustrado Inglês-Português – Alves
Disfunção Sexual Masculina - Tudo o que Você Precisa Saber – Bonaccorsi
Emergências em Endocrinologia, Metabolismo e Nutrição – Bacchus
Eletrofisiologia Cardíaca na Prática Clínica vol. 3 – SOBRAC
Epidemiologia 2a ed. – Medronho
Fraturas – Baldy
Gestão Estratégica de Clínicas e Hospitais – Adriana Maria André
Guia de Bolso de UTI – Hélio Penna Guimarães
Guia de Consultório - Atendimento e Administração – Carvalho Argolo
Guia Prático de UTI – Hélio Penna Guimarães
Ligas das Emergências HCFMUSP - Emergências Clínicas – Diogo Bugano e Herton Saraiva Martins
Manual de Socorro de Emergência 2a ed. – Canetti e Santos
Manual do Clínico para o Médico Residente – Atala – UNIFESP
Medicina Intensiva para Graduação – UNIFESP/EPM – Gomes do Amaral
Medicina: Olhando para o Futuro – Protásio Lemos da Luz
Medicina, Saúde e Sociedade – Jatene
Memórias Agudas e Crônicas de uma UTI – Knobel
Nem só de Ciência se Faz a Cura 2a ed. – Protásio da Luz
Neuroemergências – Julio Cruz
O Choque 3a ed. – Bogossian
O que Você Precisa Saber sobre o Sistema Único de Saúde – APM-SUS
Parada Cardiorrespiratória – Lopes Guimarães
Prescrição de Medicamentos em Enfermaria – Brandão Neto
Primeiros Socorros - Fundamentos e Prática na Comunidade, no Esporte e no Ecoturismo – Brito Garcia
Pronto-socorro Cardiológico – Chagas e Palandrini
Propedêutica em Emergência – Velasco
Reanimação Neonatal – Dias Rego
Ressuscitação Cardiopulmonar – Hélio Penna Guimarães
Rotinas Ilustradas da Unidade Clínica de Emergência do Incor – Mansur
Série Atualizações Pediátricas – SPSP (Soc. Ped. SP)
    Vol. 9 - Emergências Pediátricas - 2a ed. – Emilio Carlos Baracat
Série Clínicas Brasileiras de Medicina Intensiva de Adultos e Pediátrica – AMIB (Ass. Med. Int. Bras.)
    Vol. 4 - Ressuscitação Cardiopulmonar – Timerman
Serpentes Peçonhentas Brasileiras - Manual de Identificação, Prevenção e Procedimentos em Caso de Acidentes – Cabral
SIMURGEN - Curso de Simulação em Medicina de Urgência – Hélio Penna Guimarães
Síndrome Coronariana Aguda nas Unidades de Dor Torácica – Bassan
Síndromes Isquêmicas Miocárdicas Instáveis – Nicolau e Marin
Suporte Básico e Avançado de Vida no Trauma – Mantovani
Terapia Intensiva Pediátrica 3a ed. (2 vols.) – Brunow de Carvalho e Matsumoto
Tratado de Medicina de Urgência – Antonio Carlos Lopes, Hélio Penna Guimarães, Leticia Sandre Vendrame e Renato Delascio Lopes
Tratado de Medicina de Urgência do Idoso – Matheus Papaléo Netto, Francisco Carlos de Brito e Luciano Ricardo Giacaglia
Trauma - Atendimento Pré-hospitalar 2a ed. – Monteiro
Trauma - SPT (Sociedade Panamericana de Trauma) e SBAIT
Ultrassom e Ecocardiografia para a Prática em Urgência e Emergência ECOMU – Hélio Penna Guimarães
Um Guia para o Leitor de Artigos Científicos na Área da Saúde – Marcopito Santos
Unidade de Emergência – Condutas em Medicina de Urgência – 2ªedição – Julio Cesar Gasal Teixeira
Urgências em Geriatria - Epidemiologia, Fisiopatologia, Quadro Clínico, Controle Terapêutico – Papaléo
Urgências em Urologia – Borrelli e Goes
Vida por um Segundo – Zantut

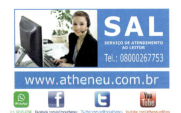

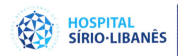

Série Rotinas nas Emergências do Hospital Sírio-Libanês

Editor da Série: **Fernando Ganem**

Manual de Urgências e Emergências Geriátricas

EDITORES
José Antonio Esper Curiati
Kelem de Negreiros Cabral
Luiz Antonio Gil Júnior
Pedro Kallas Curiati

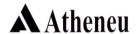

EDITORA ATHENEU

São Paulo —	*Rua Avanhandava, 126 - 8º andar*
	Tel.: (11)2858-8750
	E-mail: atheneu@atheneu.com.br
Rio de Janeiro —	*Rua Bambina, 74*
	Tel.: (21)3094-1295
	E-mail: atheneu@atheneu.com.br

CAPA: Equipe Atheneu

PRODUÇÃO EDITORIAL: MWS Design

CIP-BRASIL. CATALOGAÇÃO NA PUBLICAÇÃO
SINDICATO NACIONAL DOS EDITORES DE LIVROS, RJ

M251

Manual de urgências e emergências geriátricas / editores José Antonio Esper Curiati ... [et al.] ; editor da série Fernando Ganem. - 1. ed. - Rio de Janeiro : Atheneu, 2019.
168 p. ; 21 cm.   (Rotinas nas emergências do Hospital Sírio-Libanês)

Inclui bibliografia e índice
ISBN 978-85-388-1050-6

1. Emergências médicas. 3. Medicina de emergência. 3. Geriatria. I. Curiati, José Antonio Esper. II. Ganem, Fernando. III. Série.

19-59943   CDD: 618.97025
            CDU: 616-083.98-053.9

Meri Gleice Rodrigues de Souza - Bibliotecária CRB-7/6439
17/09/2019   23/09/2019

CURIATI, J. A. E.; CABRAL, K. N.; GIL JÚNIOR, L. A.; CURIATI, P. K.
Manual de Urgências e Emergências Geriátricas – Série Rotinas nas Emergências do Hospital Sírio-Libanês

© *Direitos reservados à EDITORA ATHENEU – São Paulo, Rio de Janeiro, 2020.*

Editores

José Antonio Esper Curiati
Graduação em Medicina pela Faculdade de Medicina da Universidade de São Paulo – FMUSP. Residência Médica em Clínica Geral e Propedêutica no Hospital das Clínicas da Faculdade de Medicina da Universidade de São Paulo – HCFMUSP. Especialização em Cardiologia e Geriatria e Gerontologia no HCFMUSP. Título de Especialista em Geriatria pela Associação Médica Brasileira – AMB. Doutorado em Medicina pela FMUSP. Supervisor do Serviço de Geriatria do HCFMUSP. Coordenador da Enfermaria de Geriatria do HCFMUSP. Coordenador do Núcleo Avançado de Geriatria do Hospital Sírio-Libanês – HSL. Titular de Equipe de Retaguarda de Geriatria do HSL. Coordenador da Especialização em Geriatria do HSL.

Kelem de Negreiros Cabral
Graduação em Medicina pela Faculdade de Medicina da Universidade Federal do Rio Grande do Norte – UFRN. Residência Médica em Clínica Médica pelo Hospital do Servidor Público Municipal de São Paulo – HSPM. Residência Médica em Geriatria pelo Hospital das Clínicas da Faculdade de Medicina da Universidade de São Paulo – HCFMUSP. Doutorado em Ciências Médicas pela FMUSP. Título de Especialista em Geriatria pela Sociedade Brasileira de Geriatria e Gerontologia – SBGG. Geriatra do Núcleo Avançado de Geriatria do Hospital Sírio-Libanês – HSL. Plantonista do Pronto Atendimento Geriátrico Especializado (ProAGE) do HSL. Membro de Equipe de Retaguarda de Geriatria do HSL.

Luiz Antonio Gil Júnior
Graduação em Medicina pela Universidade Federal de São Paulo – Unifesp. Residência Médica em Clínica Médica e Geriatria pelo Hospital das Clínicas da Faculdade de Medicina da Universidade de São Paulo – HCFMUSP. Doutorado (em curso) em Medicina pela FMUSP. Títulos de Especialista em Clínica Médica pela Sociedade Brasileira de Clínica Médica – SBCM e Geriatria pela Sociedade Brasileira de Geriatria e Gerontologia – SBGG. Médico da Equipe de Geriatria do Instituto do Câncer do Estado de São Paulo – ICESP. Geriatra do Núcleo Avançado de Geriatria do Hospital Sírio-Libanês – HSL. Plantonista do Pronto Atendimento Geriátrico Especializado (ProAGE) do HSL. Titular de Equipe de Retaguarda de Geriatria do HSL.

Pedro Kallas Curiati
Graduação em Medicina pela Faculdade de Medicina da Universidade de São Paulo – FMUSP. Residência Médica em Clínica Médica e Geriatria pelo Hospital das Clínicas da Faculdade de Medicina da Universidade de São Paulo – HCFMUSP. Doutorado em Medicina pela FMUSP. Títulos de Especialista em Clínica Médica e Geriatria pela FMUSP. Linha de Pesquisa em Prognóstico de Idosos Admitidos em Serviço de Pronto Atendimento. Geriatra do Núcleo Avançado de Geriatria do Hospital Sírio-Libanês – HSL. Plantonista do Pronto Atendimento Geriátrico Especializado (ProAGE) do HSL. Membro de Equipe de Retaguarda de Geriatria do HSL.

Colaboradores

Adriana Nunes Machado
Bacharel em Medicina pela Universidade Federal de Minas Gerais – UFMG. Residência em Clínica Médica pela Prefeitura Municipal de São Paulo. Residência em Geriatria pelo Hospital das Clínicas da Faculdade de Medicina da Universidade de São Paulo – HCFMUSP. Título de Especialista em Geriatria pela Sociedade Brasileira de Geriatria e Gerontologia – SBGG. Especialização em Cuidados Paliativos pelo HCFMUSP. Especialização em Acupuntura pelo Instituto de Ortopedia e Traumatologia do IOT-HCFMUSP. Geriatra do Corpo Clínico do HCFMUSP. Coordenadora do Ambulatório de Avaliação Pré-Operatória do IOT-HCFMUSP. Médica do Núcleo Avançado de Geriatria do Hospital Sírio-Libanês – HSL.

Alexandre Leopold Busse
Título de Especialista em Geriatria e Gerontologia pela Sociedade Brasileira de Geriatria e Gerontologia – SBGG. Médico Assistente do Serviço de Geriatria do Hospital das Clínicas da Faculdade de Medicina da Universidade de São Paulo – FMUSP. Professor Colaborador da Disciplina de Geriatria da FMUSP. Médico do Núcleo Avançado de Geriatria – NAGe e Coordenador do Programa Cérebro Ativo e do Curso de Capacitação em Estimulação Cognitiva Intergeracional: Teoria e Prática do Hospital Sírio-Libanês – HSL.

Alexandre Souza Bossoni
Médico Assistente do Serviço de Geriatria do Hospital das Clínicas da Faculdade de Medicina da Universidade de São Paulo – HCFMUSP e Professor Colaborador da Disciplina de Geriatria da FMUSP. Médico do Núcleo Avançado de Geriatria e Coordenador do Programa Cérebro Ativo e o Curso de Capacitação em Estimulação Cognitiva Intergeracional – Teoria e Prática do Hospital Sírio-Libanês – HSL. Título de Especialista em Geriatria e Gerontologia pela Sociedade Brasileira de Geriatria e Gerontologia – SBGG.

Aline Gehlen Ferrari
Cardiologista. Especialização em Coronariopatia Aguda pelo Instituto do Coração do Hospital das Clínicas da Faculdade de Medicina da Universidade de São Paulo – InCor-HCFMUSP. Título de Especialista em Medicina Intensiva pela Associação de Medicina Intensiva Brasileira – AMIB. Plantonista do Pronto Atendimento do Hospital Sírio-Libanês – HSL. Preceptora da Residência de Clínica Médica do HSL.

Beatriz Cardoso de Mello Tucunduva Margarido
Graduação em Medicina pela Faculdade de Medicina da Universidade de São Paulo – FMUSP. Residência de Clínica e Geriatria pelo Hospital das Clínicas da Faculdade de Medicina da Universidade de São Paulo – HCFMUSP. Pós-Graduação em Oncogeriatria pelo Instituto do Câncer do Estado de São Paulo – ICESP. Médica do Pronto Atendimento do Hospital Sírio-Libanês – HSL.

Carina Moreira Pascuti
Graduação em Enfermagem pela Faculdade de Medicina do ABC – FMABC. Aprimoramento Profissional em Urgência e Emergência pelo Hospital Moyses Deustch M'Boi Mirim. Pós-Graduação em Urgência e Emergência pela Escola de Enfermagem do Hospital Israelita Albert Einstein – HIAE. Pós-Graduação em Docência pela Escola Paulista de Medicina da Universidade de São Paulo – EPM/Unifesp. Pós-Graduação em Cardiologia pela Escola Paulista de Enfermagem da Universidade Federal de São Paulo – EPE-Unifesp.

Christian Valle Morinaga
Médico Clínico Geral. Médico Assistente Voluntário da Disciplina de Clínica Geral e Propedêutica do Hospital das Clínicas da Faculdade de Medicina da Universidade de São Paulo – HCFMUSP. Coordenador Médico do Pronto Atendimento Adulto do Hospital Sírio-Libanês – HSL.

Cristiane Comelato
Especializada em Geriatria pelo Hospital das Clínicas da Faculdade de Medicina da Universidade de São Paulo – HCFMUSP. Médica Voluntária do Serviço de Geriatra do HCFMUSP. Título de Especialista em Geriatria pela Sociedade Brasileira de Geriatria e Gerontologia – SBGG. Médica do Núcleo Avançado de Geriatria do Hospital Sírio-Libanês – HSL. 3ª Vice-Presidente da SBGG-SP.

Elbio Antônio D'Amico
Médico Hematologista e Professor Livre-Docente da Disciplina de Hematologia da Faculdade de Medicina da Universidade de São Paulo – FMUSP.

Fabiane Gomes Corrêa
Graduado em Medicina pela Universidade Estadual Paulista – Unesp. Residência em Clínica Médica pela Unesp. Residência em Geriatria pelo Hospital das Clínicas da Faculdade de Medicina da Universidade de São Paulo – HCFMUSP. Pós-Graduação em Nutrologia pela Associação Brasileira de Nutrologia – ABRAN. Médico do Pronto Atendimento de Geriatria (Pro-AGE) do Hospital Sírio-Libanês – HSL.

Fábio César Gravina Olivieri
Especialista em Geriatria pela Sociedade Brasileira de Geriatria e Gerontologia – SBGG. Médico do Corpo Clínico do Hospital Sírio-Libanês – HSL.

Fábio de Cerqueira Lario
Médico Graduado pela Faculdade de Medicina da Universidade de São Paulo – FMUSP. Especialista em Cardiologia pela Sociedade Brasileira de Cardiologia – SBC e pelo Instituto do Coração – InCor-HCFMUSP. Doutor em Ciências (Cardiologia) pela FMUSP. Médico Cardiologista do Pronto Atendimento do Hospital Sírio-Libanês – HSL. Médico Coordenador do Núcleo de Cardiologia Geral e Prevenção do Hospital Alemão Oswaldo Cruz.

Fernando de Paula Machado
Cardiologista Graduado pela Faculdade de Medicina da Universidade de São Paulo – FMUSP e Residência em Clínica Médica e Cardiologia pelo Instituto do Coração – InCor-HCFMUSP. Médico Diarista do Pronto Atendimento do Hospital Sírio-Libanês – HSL. Membro da Comissão Científica de Cardiologia do HSL.

Fernando Ganem
Diretor de Governança Clínica. Superintendente Médico do Pronto Atendimento e Coordenador do Programa de Residência de Clínica Médica do Hospital Sírio-Libanês – HSL. Docente do Instituto de Ensino e Pesquisa do Hospital Sírio-Libanês. Título de Especialista em Cardiologia pela Sociedade Brasileira de Cardiologia – SBC e em Terapia Intensiva pela Associação de Medicina Intensiva Brasileira – AMIB. Especialização em Gestão de Atenção à Saúde pelo Instituto de Ensino e Pesquisa do Hospital Sírio-Libanês – IEP-HSL. Doutor em Ciências (Cardiologia) pela Faculdade de Medicina da Universidade de São Paulo – FMUSP.

Flávia Campora
Médica Geriatra. Coordenadora da Enfermaria de Geriatria do Hospital das Clínicas da Faculdade de Medicina da Universidade de São Paulo – HCFMUSP. Vice-Coordenadora da Residência Médica de Geriatria do HCFMUSP.

Francisco Torggler Filho
Médico Geriatra do Núcleo Avançado de Geriatria (Nage) e do Hospital Sírio-Libanês – HSL.

Gabriel Truppel Constantino
Graduação em Medicina pela Universidade Positivo. Residência em Clínica Médica no Hospital do Servidor Público Estadual de São Paulo – IAMSPE. Residência em Geriatria no Hospital das Clínicas da Faculdade de Medicina da Universidade de São Paulo – HCFMUSP. Título de Especialista em Geriatria pela Sociedade Brasileira de Geriatria e Gerontologia – SBGG.

Isabel Chateaubriand Diniz de Salles
Fisiatra Especialista em Dor. Mestrado e Doutorado pelo Instituto de Ensino e Pesquisa do Hospital Sírio-Libanês – IEP-HSL. Coordenadora Médica da Reabilitação do HSL.

Júlia Biegelmeyer
Graduação em Medicina na Universidade Federal de Ciências da Saúde de Porto Alegre – UFCSPA. Residência de Clínica Médica na Santa Casa de Misericórdia de Porto Alegre. Residência de Clínica Médica – Ano Adicional – no Hospital das Clínicas da Faculdade de Medicina da Universidade de São Paulo – HCFMUSP. Preceptoria de Clínica Médica no HCFMUSP. Especialização em Geriatria no HCFMUSP.

Lilian Schafirovits Morillo
Médica Geriatra. Mestre em Ciências pela Faculdade de Medicina da Universidade de São Paulo – FMUSP. Médica Colaboradora do Serviço de Geriatria do Hospital das Clínicas da Faculdade de Medicina da Universidade de São Paulo – HCFMUSP. Coordenadora do Ambulatório de Comprometimento Cognitivo Avançado e do Grupo de Apoio a Cuidadores do SGHC – FMUSP. Membro Efetivo da Câmara Técnica de Geriatria do Conselho Regional de Medicina do Estado de São Paulo – Cremesp (gestão 2013-2018). Presidente da Associação Brasileira de Neuropsiquiatria Geriátrica – ABNPG (2015-2017).

Lucas Chaves Netto
Médico Infectologista Assistente da Divisão de Moléstias Infecciosas e Parasitárias do Hospital das Clínicas da Faculdade de Medicina da USP – HCFMUSP. Infectologista do Corpo Clínico do Hospital Sírio-Libanês – HSL.

Luciano Rodrigues de Oliveira
Membro do Comitê de Jovens Empreendedores e Líder do Grupo de Trabalho de Redes de Desospitalização da Federação das Indústrias do Estado de São Paulo – FIESP. Membro do Grupo de Estudos e Pesquisa em Administração em Saúde e Gerenciamento em Enfermagem – GEPAG – Universidade Federal de São Paulo – Unifesp. Graduação em Enfermagem pela Universidade de Marília-SP – Unimar. Especialista em Geriatria e Gerontologia pela Unifesp. Especialista em Gerenciamento de Serviços de Enfermagem pela Unifesp. Mestre em Ciências da Saúde pela Unifesp.

Luis Alberto Saporetti
Médico Geriatra com Área de Atuação em Cuidados Paliativos. Associação Médica Brasileira – AMB. Membro do Corpo Clínico do Hospital Sírio-Libanês – HSL. Docente da Especialização em Cuidados Paliativos do Instituto de Ensino e Pesquisa do Hospital Sírio-Libanês – IEP-HSL. Docente do Instituto Paliar – Coordenador das Oficinas de Espiritualidade. Especialização em Psicologia Analítica e Abordagem Corporal – Sedes Sapientiae.

Luís Fernando Rangel
Médico Graduado pela Faculdade de Medicina da Universidade de São Paulo – FMUSP. Residência em Clínica Médica e Geriatria pela FMUSP. Médico Colaborador do Serviço de Geriatria do Hospital das Clínicas da Faculdade de Medicina da Universidade de São Paulo – HCFMUSP.

Luiz Filipe Gottgtroy Lopes de Carvalho
Graduação em Medicina pela Faculdade de Medicina da Universidade de São Paulo – FMUSP. Residência em Clínica Médica e Geriatria pela FMUSP. Pós-Graduação em Cuidados Paliativos pelo Hospital Sírio-Libanês – HSL. Médico da Equipe de Cuidados Paliativos do HSL.

Magali Lopes Marion
Enfermeira Especialista em Emergência pela Escola Paulista de Medicina da Universidade Federal de São Paulo – EPM/Unifesp. Coordenadora do Pronto Atendimento do Hospital Sírio-Libanês – HSL. Coordenadora da Residência de Enfermagem em Urgência e Emergência do Instituto de Ensino e Pesquisa do Hospital Sírio-Libanês – IEP-HSL.

Maisa Carla Kairalla
Geriatra pela Sociedade Brasileira de Geriatria e Gerontologia – SBGG. Mestre pela Escola Paulista de Medicina da Universidade Federal de São Paulo – Unifesp/EPM. Coordenadora do Ambulatório de Transição de Cuidados do Serviço de Geriatria e Gerontologia da Unifesp.

Maria Beatriz Gandra de Souza Dias
Doutorado pela Faculdade de Medicina da Universidade de São Paulo – FMUSP. Residência no Hospital das Clínicas da Faculdade de Medicina da Universidade de São Paulo – HCFMUSP. *Fellowship* TUFTS – New England Medical Center. Infectologista do Hospital Sírio-Libanês – HSL e do HCFMUSP. Diretora Clínica do HSL.

Maria do Carmo Sitta
Professora Colaboradora da Disciplina de Geriatria da Faculdade de Medicina da Universidade de São Paulo – FMUSP. Médica Supervisora da Disciplina de Geriatria da Comissão de Residência Médica – Coreme – FMUSP. Disciplina de Geriatria. Médica Supervisora do Grupo de Interconsultas e Perioperatório do Serviço de Geriatria do Hospital das Clínicas da Faculdade de Medicina da Universidade de São Paulo – HCFMUSP. Doutora em Medicina pelo Departamento de Patologia da FMUSP. Título de Especialista em Geriatria e Gerontologia pela Associação Médica Brasileira – AMB.

Maria Rafaella Santos Leite
Médica Graduada em Medicina pela Universidade Federal de Minas Gerais – UFMG. Residência Médica em Clínica Médica, Especialista em Medicina Intensiva pela Associação de Medicina Intensiva Brasileira – AMIB. Pós-Graduada em Neurointensivismo pelo Instituto de Ensino e Pesquisa do Hospital Sírio-Libanês – IEP-HSL. Pós-Graduada em Nutrologia pelo GANEP. Membro da Equipe Multiprofissional em Terapia Nutricional do HSL. Membro da Equipe de Medicina Intensiva do HSL. Doutoranda em Ciências da Saúde pelo IEP-HSL.

Márlon Juliano Romero Aliberti
Especialista em Geriatria pela Sociedade Brasileira de Geriatria e Gerontologia – SBGG. Médico Assistente do Serviço de Geriatria do Hospital das Clínicas da Faculdade de Medicina da Universidade de São Paulo – HCFMUSP. Médico do Núcleo de Geriatria do Hospital Sírio-Libanês – HSL.

Naira Hossepian Salles de Lima Hojaij
Médica Assistente do Serviço de Geriatria do Hospital das Clínicas da Faculdade de Medicina da Universidade de São Paulo – HCFMUSP. Doutoranda do Programa de Pós-Graduação em Ciências Médicas da Universidade de São Paulo – USP. Membro do Núcleo de Geriatria do Hospital Sírio-Libanês – HSL.

Paulo Cesar Ribeiro
Médico Graduado na Faculdade de Medicina da Fundação do ABC com Residência Médica em Cirurgia Geral e Proctologia. Mestrado em Cirurgia Geral pela Faculdade de Ciências Médicas da Santa Casa de São Paulo – FCMSCSP. Especialista em Coloproctologia pela Sociedade Brasileira de Coloproctologia – SBCP. Especialista em Medicina Intensiva pela Associação de Medicina Intensiva Brasileira – AMIB e pela Associação Panamericana de Medicina Intensiva. Especialista em Nutrição Clínica pela Sociedade Brasileira de Nutrição Parental e Enteral – SBNPE. Intensivista e responsável pelo Serviço de Terapia Nutricional Artificial do Hospital Sírio-Libanês – HSL.

Priscila Gonçalves Serrano
Médica especialista em Geriatria pela Sociedade Brasileira de Geriatria e Gerontologia – SBGG/AMB. Médica Assistente do Centro de Saúde Escola/Unidade de Referência na Saúde do Idoso – Geraldo de Paula Souza.

Rafael Sasdelli Silva Pereira
Graduado em Medicina na Faculdade de Medicina da Universidade de São Paulo – FMUSP. Residência Médica em Clínica Médica pelo Hospital das Clínicas da Faculdade de Medicina da Universidade de São Paulo – HCFMUSP. Residência Médica em Geriatria pelo HCFMUSP. Ex-Preceptor do Serviço de Geriatria do HCFMUSP. Médico do Serviço de Geriatria do HCFMUSP. Médico Plantonista do Pronto Atendimento de Geriatria do Hospital Sírio-Libanês – HSL.

Samira Luisa dos Apostolos Pereira
Doutora em Neurociências pela Faculdade de Medicina da Universidade de São Paulo – FMUSP. Médica Assistente da Enfermaria da Neurologia do Hospital das Clínicas da Faculdade de Medicina da Universidade de São Paulo – HCFMUSP.

Talita Orlandi De Domenico

Médica graduada pela Faculdade de Medicina da Universidade de São Paulo – FMUSP. Residências Médicas em Clínica Médica e Geriatria pelo Hospital das Clínicas da Faculdade de Medicina da Universidade de São Paulo – HCFMUSP.

Thiago Junqueira Avelino da Silva

Médico do Núcleo Avançado de Geriatria do Hospital Sírio-Libanês – HSL. Geriatra Titulado pela Sociedade Brasileira de Geriatria e Gerontologia – SBGG. Professor Colaborador da Disciplina de Geriatria da Faculdade de Medicina da Universidade de São Paulo – FMUSP. Supervisor de Pesquisa Clínica do Laboratório de Investigação Médica em Envelhecimento do Hospital das Clínicas da Faculdade de Medicina da Universidade de São Paulo – HCFMUSP.

Venceslau Coelho

Médico Colaborador do Serviço de Geriatria do Hospital das Clínicas da Faculdade de Medicina da Universidade de São Paulo – HCFMUSP. Geriatra do Núcleo de Geriatria do Hospital Sírio-Libanês – HSL.

Wilson Jacob Filho

Professor Titular da Disciplina de Geriatria da Faculdade de Medicina da Universidade de São Paulo – FMUSP. Diretor do Serviço de Geriatria do Hospital das Clínicas da Faculdade de Medicina da Universidade de São Paulo – HCFMUSP. Diretor da Unidade de Cardiogeriatria do Instituto do Coração do Hospital das Clínicas da Faculdade de Medicina da Universidade de São Paulo – InCor-HCFMUSP.

Agradecimentos

Agradecemos a dedicação de todos os autores dos capítulos e os profissionais que revisaram e deram o formato final a esta obra, a qual esperamos ser útil na geração de conhecimento e na melhoria do atendimento dos idosos nas situações de emergência clínica em nosso país.

Agradecemos também aos gestores do Hospital Sírio-Libanês, em especial aos Doutores Luis Fernando Penna e Christian Valle Morinaga, pela sensibilidade às particularidades do paciente idoso no dia a dia do pronto atendimento, aos mestres Professores Doutores José Antonio Esper Curiati e Wilson Jacob Filho, pelos ensinamentos e pela construção da massa crítica em Geriatria nas últimas décadas e, por fim, aos Professores Doutores Fernando Ganem e Paulo Chapchap, pelo apoio institucional às iniciativas direcionadas ao atendimento do idoso no ambiente crítico.

Agradecemos à Editora Atheneu, sempre presente na divulgação dos modernos e qualificados conhecimentos das Ciências da Saúde.

Os Editores

Prefácio

Gosto de prefácios.

Tanto de lê-los previamente, para antever o que posso esperar da obra, como posteriormente, para comparar a minha opinião com a do prefacista. Travo com este um diálogo silente, com quem atentou para pontos prioritários semelhantes aos meus ou viu aquilo que eu não vi ou mesmo entendeu de forma diferente as nuances da obra avaliada.

Mas quando tenho a oportunidade de redigi-los, como neste caso, desfruto da oportunidade de ter a minha opinião aqui escrita comparada com a de todos aqueles que, como eu, se valem do prefácio para ter uma referência comparada de entendimento.

Deste livro, começo valorizando a representatividade dos editores, que além da indiscutível experiência que têm na atenção ao idoso em condições de urgência e emergência, compreendem vivências complementares adquiridas no transcorrer de uma geração do desenvolvimento científico.

Disso decorre a ampla diversidade de temas identificados para nomear cada capítulo, que prestigiam desde a importância da anamnese detalhada, mesmo quando há necessidade de decidir por condutas imediatas, até os cuidados que envolvem a grande diversidade de evolução que o paciente, acometido por uma doença aguda ou crônica, pode ter.

E é nesse mister que este Manual se supera. O leque de opções devidamente prestigiadas vão dos cuidados perioperatórios que permitem ao idosos gravemente enfermo ter acesso a tratamentos cirúrgicos de alta complexidade, até a difícil opção pelo limite das possibilidades terapêuticas em prol da integridade física e psíquica do cliente e de seus familiares, propondo a exclusividade dos cuidados paliativos como a melhor maneira de atender às suas demandas, sem a utilização fútil da tecnologia.

E assim seguem os capítulos, dando voz aos profissionais que compõem a equipe interdisciplinar, detentora de amplo conhecimento gerontológico, que, aliado ao saber geriátrico dos demais autores, formam o amálgama necessário para suprir as necessidades de conhecimento dos leitores, mesmo quando experientes profissionais, mas ainda carentes de uma adaptação dos conceitos diagnósticos e terapêuticos a essa crescente população que envelhece progressivamente.

Um olhar ainda mais abrangente nos permitirá detectar a importância desta obra dentro da *Série Rotinas nas Emergências do Hospital Sírio-Libanês*. Nada mais oportuno e adequado do que inserir a problemática que envolve o idoso nesse perfil de atendimento, que está cada vez mais presente, e que vem encontrando cada vez mais opções de intervenções, que resultam em um real benefício para os pacientes, seus familiares e a sociedade em geral.

Creio, portanto, que aqueles que voltarem a ler este prefácio, depois de terem degustado este livro, terão muitos pontos a acrescentar a estas linhas, mas dificilmente discordarão da sua essência: este *Manual de Urgências e Emergências Geriátricas* não pode deixar de ser lido e relido por quem se propõe a cuidar de idosos.

Wilson Jacob Filho

Apresentação da obra

O serviço de pronto atendimento presta um papel relevante à população idosa, constituindo um centro de tratamento de urgências e emergências, um ponto de entrada para o cuidado agudo de alta complexidade e para o acesso a serviços continuados de atenção à saúde, uma fonte de cuidado médico primário acessível 24 horas por dia, e uma rede de segurança quando a transição suave do cuidado entre sistemas de atenção à saúde é comprometida. No entanto, a visita ao serviço de pronto atendimento não é um evento trivial para o paciente geriátrico e está associada a altas taxas de internação em unidades de cuidados agudos, internação hospitalar prolongada, readmissão hospitalar não programada, mortalidade e dependência funcional.

O *Manual de Urgências e Emergências Geriátricas* surgiu da necessidade de difundir a experiência adquirida pela equipe do Pronto Atendimento Geriátrico Especializado (ProAGE) do Hospital Sírio-Libanês quanto às particularidades do cuidado do idoso agudamente enfermo.

Procuramos enfatizar as melhores práticas baseadas em evidências científicas com o objetivo de conscientizar a comunidade médica e melhorar os desfechos de pacientes críticos em faixa etária geriátrica.

Os capítulos e as seções foram organizados em um formato prático e permitem uma consulta rápida e objetiva, como requerem as decisões tomadas em um ambiente de urgência e emergência.

Os Editores

Sumário

SEÇÃO 1 – PRINCÍPIOS DO ATENDIMENTO DO IDOSO NA EMERGÊNCIA

1 Avaliação diferenciada do idoso no pronto atendimento, 2
Gabriel Truppel Constantino, Wilson Jacob Filho

2 Apresentações típicas das urgências no idoso, 6
José Antônio Esper Curiati, Rafael Sasdelli Silva Pereira

3 Epidemiologia do idoso no ambiente hospitalar, 9
Aline Gehlen Ferrari, Fernando Ganem

4 Mudanças no paradigma do atendimento a partir da experiência do Hospital Sírio-Libanês, 12
Luiz Antonio Gil Júnior, Pedro Kallas Curiati

5 Ambiente adequado para atendimento ao idoso, 15
Francisco Torggler Filho, Fábio César Gravina Olivieri

6 Avaliação de enfermagem do idoso no pronto atendimento, 19
Magali Lopes Marion, Carina Moreira Pascuti

SEÇÃO 2 – SÍNDROMES GERIÁTRICAS NA URGÊNCIA

7 Avaliação geriátrica compacta, 24
Márlon Juliano Romero Aliberti, Luís Fernando Rangel

8 Avaliação inicial de queda no idoso, 28
Kelem de Negreiros Cabral, Talita Orlandi De Domenico

9 Complicações e manejo pós-quedas no idoso – fraturas, traumatismo craniano, dor, limitação funcional, isolamento social, 32
Isabel Chateaubriand Diniz de Salles, Kelem de Negreiros Cabral

10 *Delirium*, 38
Pedro Kallas Curiati, Thiago Junqueira Avelino da Silva

11 Manejo farmacológico e ambiental na agitação psicomotora no idoso, 42
Júlia Biegelmeyer, Lilian Schafirovits Morillo

12 Imobilismo e perda de mobilidade durante a internação de idosos, **49**
Maisa Carla Kairalla, Beatriz Cardoso de Mello Tucunduva Margarido

13 Medicamentos e seus riscos para o idoso no ambiente crítico, **55**
Priscila Gonçalves Serrano, Cristiane Comelato, Naira Hossepian Salles de Lima Hojaij

SEÇÃO 3 – TEMAS RELEVANTES EM URGÊNCIAS E EMERGÊNCIAS GERIÁTRICAS

14 Prognóstico no idoso agudamente enfermo, **64**
Luís Fernando Rangel, Luiz Antonio Gil Júnior

15 Violência contra o idoso, **68**
Pedro Kallas Curiati, Flávia Campora

16 Cuidados Paliativos na emergência, **72**
Luiz Filipe Gottgtroy Lopes de Carvalho, Luis Alberto Saporetti

17 Perioperatório do idoso agudamente enfermo, **76**
Maria do Carmo Sitta, Adriana Nunes Machado, Christian Valle Morinaga

18 Dor no idoso, **86**
José Antonio Esper Curiati, Talita Orlandi De Domenico

19 Tratamento de pneumonia e infecção urinária no idoso com demência avançada, **91**
Lucas Chaves Netto, Maria Beatriz Gandra de Souza Dias

20 Anticoagulação e manejo de sangramento no idoso, **98**
Elbio Antônio D'Amico

21 Emergências cardiológicas no idoso e suas peculiaridades, **104**

21.1 Dor torácica e síndromes coronárias agudas, **104**
Fábio de Cerqueira Lario

21.2 Síncope, **111**
Fernando de Paula Machado, Kelem de Negreiros Cabral

22 Diretrizes e recomendações para o atendimento do paciente com Acidente Vascular Encefálico Isquêmico (AVC) na Unidade de Emergência – Hospital Sírio-Libanês, **114**
Samira Luisa dos Apostolos Pereira, Alexandre Souza Bossoni

23 Riscos nutricionais no idoso agudamente enfermo, **125**
Paulo Cesar Ribeiro, Fabiane Gomes Corrêa, Maria Rafaella Santos Leite

24 Suporte à alta hospitalar, **130**
Alexandre Leopold Busse, Venceslau Coelho, Luciano Rodrigues de Oliveira

Índice remissivo, **135**

SEÇÃO 1

PRINCÍPIOS DO ATENDIMENTO DO IDOSO NA EMERGÊNCIA

CAPÍTULOS

1 Avaliação diferenciada do idoso no pronto atendimento

2 Apresentações típicas das urgências no idoso

3 Epidemiologia do idoso no ambiente hospitalar

4 Mudanças no paradigma do atendimento a partir da experiência do Hospital Sírio-Libanês

5 Ambiente adequado para atendimento ao idoso

6 Avaliação de enfermagem do idoso no pronto atendimento

1 Capítulo

Avaliação diferenciada do idoso no pronto atendimento

Gabriel Truppel Constantino

Wilson Jacob Filho

Com o crescente envelhecimento populacional no Brasil e no mundo, há uma tendência natural ao aumento no número de atendimento a idosos nas diferentes áreas de atenção à saúde e, em especial, no serviço de Pronto Atendimento (PA). Isto não se deve apenas ao aumento proporcionalmente maior de indivíduos com idade superior ou igual a 60 anos, mas também ao consequente aumento da prevalência de multimorbidade e polifarmácia comuns nesse grupo etário.

Esses fatores, aliados aos determinantes culturais e sociais, tornam esse grupo populacional extremamente heterogêneo, com risco aumentado de agravamento de doenças crônicas e/ou instalação de doenças agudas, além de reações adversas a medicamentos (RAM), com maior procura por atendimento em unidades de emergência. Isso torna bastante desafiadora a assistência ao idoso em ambiente de PA.

Nem sempre os idosos representam a maioria dos atendimentos em PA (10% a 20%), mas com frequência são os pacientes que demandam maior tempo de permanência no ambiente de emergência, são responsáveis por quase metade das internações hospitalares e em Unidades de Terapia Intensiva (UTIs), necessitam de mais exames e procedimentos e, ainda assim, padecem de menor acurácia no diagnóstico e maior chance de eventos adversos, resolução incompleta das queixas e retornos ao mesmo ou a outros serviços de PA.

Por esses motivos, assim como aconteceu com as unidades especializadas em pediatria, atendimento ao trauma e eventos cardiovasculares, os melhores serviços hospitalares em diversos países têm criado unidades de urgência e emergência geriátricas.

Considerando que a internação hospitalar é associada a risco aumentado de *delirium*, infecções, perda funcional e eventos iatrogênicos, um dos principais objetivos de um PA geriátrico deve ser o de entender o idoso de maneira ampla e profunda, a começar pelo motivo de sua procura por atendimento e tendo em mente que suas demandas devem ser resolvidas no menor tempo possível e, preferencialmente, evitando internações desnecessárias.

Principais causas de atendimento de emergência no idoso:

- Traumas (principalmente quedas);
- **Doenças cardiovasculares** agudas (insuficiência coronariana e embolia pulmonar) e/ou crônicas exacerbadas (insuficiência cardíaca descompensada é a principal causa de internação entre idosos), aneurismas em iminência de ruptura, tromboses venosas;
- **Doenças cerebrovasculares** (acidente vascular encefálico isquêmico ou hemorrágico; hematomas intracranianos e meningites);
- **Doenças respiratórias** (exacerbação de asma e doença pulmonar obstrutiva crônica);
- **Doenças infecciosas** (infecções mais comuns são pneumonia e infecção urinária);
- **Descompensação de diabetes *mellitus*;**
- **Reação adversa aos medicamentos;**
- **Distúrbios hidroeletrolíticos** (principalmente do sódio);
- **Hemorragias digestivas** (altas e baixas), urinárias e nasais;
- **Diarreia ou fecaloma** por constipação intestinal;
- ***Delirium*** (possivelmente por mais de uma causa);
- Tentativa de suicídio.

Apesar da necessária agilidade no atendimento em PA (alta demanda e pacientes graves), o maior cuidado na história inicial beneficia tanto o paciente como o serviço que está prestando o socorro.

No atendimento a um idoso, tão importante quanto a queixa principal, é entender quem é o indivíduo que busca o atendimento emergencial. A idade, por mais avançada que seja, nunca deve ser considerada um critério isolado para limitação no uso de recursos, como internações em UTI ou indicação de procedimentos invasivos.

Idosos gravemente enfermos podem apresentar prejuízo cognitivo abrupto, alteração súbita da mobilidade, distúrbio de comportamento recente, além de prostração, adinamia, letargia e inapetência agudas.

A capacidade desses pacientes em relatar a própria história pode ser prejudicada por essas alterações agudas, síndromes demenciais e déficits auditivos. Isso pode ser agravado quando o acompanhante na consulta não convive com o paciente e não consegue fornecer informações confiáveis. Mesmo a Escala de Coma de Glasgow pode sofrer interferência nesses indivíduos, perdendo a sensibilidade principalmente quando não há história de trauma.

Quando temos, porém, um acompanhante, seja familiar ou cuidador contratado, capaz de dar boas informações, isto torna-se muito útil para entendimento de funcionalidade prévia, definida como a capacidade da pessoa realizar atividades cotidianas, desde básicas (como tomar banho, deambular e utilizar o toalete) como complexas (como o cuidado das próprias medicações, o uso de transporte público e a independência para compras), para a caracterização das medicações em uso, para o mapeamento de problemas de saúde prévios e para a melhor caracterização da história da queixa atual.

Aspectos socioeconômicos, como suporte familiar e ou de cuidadores, além da capacidade de seguir um tratamento médico, devem ser abordados, pois podem influenciar tanto na doença atual, como na capacidade de adesão ao tratamento e reduzir os riscos de retorno não planejado ao PA.

As medicações em uso merecem um cuidado especial, pois idosos tendem a ter mais comorbidades, tomar mais remédios e ter diferentes respostas aos medicamentos quando comparados aos adultos. Cerca de 40% dos idosos tomam mais de cinco medicações ao dia e 20% mais de 10 (com mais de 90% de chance de interações medicamentosas).

Ao atender pacientes idosos, a equipe do PA deve ter em mente a maior frequência de apresentação atípica de doenças comuns, como a ausência de dor torácica em síndromes coronarianas, e de piora cognitiva por diversos problemas, como infecções, retenção urinária e fecal e uso de medicações potencialmente inapropriadas. Raramente ocorre febre em doenças agudas infecciosas (hipotermia é mais comum) e taquicardia pode ser mascarada pela presença de arritmias e/ou pelo uso de betabloqueadores.

Ao exame físico, a hidratação é de difícil avaliação, pois a pele do idoso tem turgor e elasticidades reduzidos, além de menor produção de lágrima e saliva, o que dificulta a avaliação de mucosas. Na ausculta pulmonar habitual, podem-se encontrar estertores crepitantes em base e redução difusa de murmúrio vesicular. A frequência respiratória alterada é indicativa de pior prognóstico e deve ser levada em consideração. No exame do abdômen, é importante lembrar que idosos podem não apresentar sinais de peritonite e têm uma frequência elevada de obstipação, com investigação de fecaloma indicada em quadros de distensão abdominal. Diante de todas essas particularidades inerentes a faixa estaria geriátrica, faz-se imprescindível uma ampla anamnese e um detalhado exame clínico, pois serão esses os fundamentos que orientação os exames subsidiários e as propostas terapêuticas. O idoso não suporta os exames e as terapêuticas desnecessários sem manifestar consequências iatrogênicas

Por ser, com frequência, a porta de entrada do paciente no hospital, cabe ao PA geriátrico organizar o cuidado inicial do paciente idoso na instituição por meio de maior acurácia diagnóstica, melhor uso dos recursos disponíveis, menor tempo de hospitalização (nos pacientes que se beneficiarem de internação), sinalização de possíveis riscos de retorno e encaminhamento ambulatorial adequado.

Referências bibliográficas

1. American College of Emergency Physicians. Geriatric Emergency Department Guidelines. Annals of Emergency Medicine 2014; Volume 63, no. 5.

2. Garcia JMA, da Silva MCA. Traumas e Emergências no Idoso. In: Freitas EV, Py L, eds.Tratado de Geriatria e Gerontologia. Rio de Janeiro: Guanabara Koogan; 2017.

2 Capítulo

Apresentações típicas das urgências no idoso

José Antônio Esper Curiati

Rafael Sasdelli Silva Pereira

Introdução

- As manifestações de doenças agudas (sinais e sintomas) apresentam-se de maneira diversa no idoso, em comparação ao adulto jovem.
- A incidência de apresentações atípicas de doenças é muito alta e comum em pacientes idosos (cerca de 40% em alguns relatos), dessa maneira preferimos o uso do termo apresentações típicas no idoso.
- Causas:
  - Diminuição da reserva fisiológica em praticamente todos os órgãos e sistemas:
    - Alterações no controle central de temperatura diminuem incidência de febre;
    - Função renal diminuída com maior susceptibilidade a doenças;
    - Diminuição de *clearance* mucociliar em trato respiratório;
    - Menor aumento da frequência cardíaca em resposta à estressores;
    - Menor presença de dor em patologias agudas;
    - Alterações cognitivas;
    - Alterações na função do sistema imunológico.
  - Alterações na farmacocinética (ação do organismo sobre os medicamentos) e farmacodinâmica (ação dos medicamentos sobre o organismo) importantes no idoso:
    - Alteração da composição corporal (maior gordura) alterando o volume de distribuição dos medicamentos;
    - Alteração do metabolismo hepático e renal.
  - Presença de polifarmácia e multimorbidades: aumento risco de interações medicamentosas e reações adversas de medicamentos.

Importância
- Idosos são responsáveis por número significativo das idas em Pronto Atendimento (cerca de 15% a 24%).
- Apresentam maior taxa de internação (cerca de 2 a 5 × maior do que o adulto jovem).
- Pior morbidade e mortalidade.
- Maior taxa de internação em UTI.

Manifestações típicas
Diferentes condições infecciosas (pneumonia, infecção urinária, arboviroses, meningites,...), cardiovasculares (IAM, bradi ou taquiarritmias,...) ou metabólicas (hipo ou hipernatremia, DM descompensado,...) podem apresentar-se com sinais e sintomas comuns em idosos, mas diferentes do habitualmente esperado em jovens.

Dentre essas manifestações consideradas típicas do idosos, destacamos:
- Quedas:
  - Pode ser primeiro sinal de doença aguda (ver mais detalhes no Capítulo 8).
- Tontura;
- Alterações neuropsiquiátricas (alteração comportamental, *delirium*, depressão);
- Alteração de funcionalidade;
- Alteração de hábito alimentar (inapetência, principalmente);
- Falta de ânimo, fadiga;
- Obstipação intestinal.

Anamnese e exame
- Sempre tirar anamnese pormenorizada e detalhada.
- Funcionalidade: (o que fazia e deixou de fazer?) → **SEMPRE** comparar com estado anterior (ex.: como era a funcionalidade antes? Tomava medicamento sozinho? Era continente?).
- Hábitos intestinais.
- Alterações em hábitos urinárias: volume, continência, aspecto.
- Alimentação.
- Comportamento: apatia, agitação.
- Hábitos de sono.
- Medicamentos utilizados, inclusive não prescritos por médico.
- Questionar sobre introdução recente de medicamentos.
- História social (cuidador, familiares).
- Se possível, avaliar também queixa de acompanhante com convívio diário (familiar ou cuidador).
- Valorizar queixas subjetivas.
- Lembrar que nem sempre aparecem no exame clínico alterações típicas de pacientes mais jovens e que isso não significa menor gravidade do quadro.

Sugestão de abordagem

- Olhar mais atento a idosos no Pronto Atendimento.
- Consulta com calma e tempo (mais detalhes no Capítulo 7).
- Valorizar apresentações não habitualmente observada em pacientes jovens e ficar atento a presença de comorbidades grave.
- Baixo limiar para investigação:
  - *Screening* infeccioso (urina tipo 1 e urocultura, RX tórax, hemograma, proteína C reativa);
  - Eletrólitos (Na, K, Cálcio);
  - Função renal (U, Cr);
  - Imagem conforme queixa e avaliação clínica.
- Revisar medicamentos e interações medicamentosa.

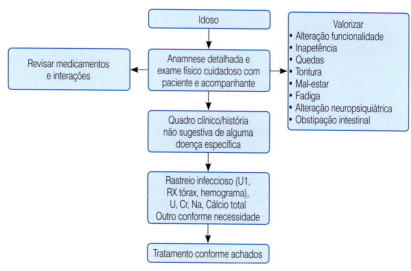

Fluxograma 2.1. Principais etapas na avaliação do idoso agudamente enfermo.

Referências bibliográficas

1. An Approach to the Older Patient in the Emergency Department Perry, Adam et al. Clinics in Geriatric Medicine, Volume 34, Issue 3, 299-311.
2. Older Patients in the Emergency Department: A Review Nikolaos Samaras, Thierry Chevalley, Dimitrios Samaras, Gabriel Gold, Annals of Emergency Medicine, Volume 56, Issue 3, 2010, Pages 261-269.
3. Hazzard's Geriatric Medicine and Gerontology, 7e - Chapter 17 Jeffrey B. Halter, Joseph G. Ouslander, Stephanie Studenski, Kevin P. High, Sanjay Asthana, Mark A. Supiano, Christin.

3 Capítulo
Epidemiologia do idoso no ambiente hospitalar

Aline Gehlen Ferrari

Fernando Ganem

Conceitos
- Idoso no Brasil é considerado indivíduo de 60 anos ou mais.
- "Muito idosos", pela literatura, são considerados aqueles com idade de 80 anos ou mais.

Epidemiologia geral – Brasil
- A princípio, é importante entender o conceito de transição demográfica: a diminuição das taxas de mortalidade, associada à diminuição das taxas de natalidade, com aumento da população em idade ativa, culminou com a estagnação das taxas de crescimento, caracterizando o envelhecimento da população. Essa transição tem velocidade variável em diferentes países de país a país e diferentes fases dela podem ocorrer em uma mesma sociedade.
- No Brasil, a população idosa na década de 1950, ainda era pequena (4,3%), mas a partir de 1970, houve uma grande mudança demográfica. Ocorreu aumento progressivo da população idosa nas últimas décadas, atingindo 10,8% da população geral em 2010, dos quais 12% desses idosos apresentam-se com mais de 80 anos.
- Estimativa da Organização Mundial de Saúde: aumento de 15 vezes no número de idosos no país entre 1950 e 2025, enquanto a população total deverá crescer cinco vezes. Em 2025, o Brasil deve alcançar o sexto lugar em população idosa, atingindo cerca de 32 milhões de indivíduos nesta faixa etária.
- Cerca de 70% dos idosos brasileiros fazem uso do Sistema Único de Saúde e 30% fazem uso de serviços privados e relacionados a planos de saúde.

Internações hospitalares
- Atualmente, há predomínio de doenças crônicas não transmissíveis como causas de internação hospitalar entre idosos.
- As doenças cardiovasculares são as principais responsáveis pelas hospitalizações.
- Estudo publicado em 2004, com dados relativos a 2001, demonstrou que:
  - Doenças do aparelho circulatório, respiratório e digestivo foram responsáveis por 60% das internações entre os idosos, sendo as três causas mais frequentes: insuficiência cardíaca, bronquite/enfisema e outras doenças pulmonares obstrutivas crônicas, seguidas pelas pneumonias.
  - Indivíduos de 60 anos ou mais (15,2%) internaram duas vezes mais que os de 20-59 anos (7,2%). O risco de internação aumentou com a idade: de 11,8% aos 60-69 anos, para 17,7% aos 70-79 e 24,2% aos 80 ou mais.
- A depender do perfil de atendimento do hospital (geral, especializado) e do nível de atenção (secundária, terciária), há grande variabilidade no perfil de causas de internação. Por exemplo: em um hospital de emergências, há predomínio de causas externas (quedas e acidentes).
- Estudo publicado em 2015 avaliou os custos relacionados às hospitalizações no SUS de 2002 a 2011, demonstrando que a razão de custo/habitante da população idosa masculina é cerca de 8 vezes mais onerosa com relação à faixa etária de adultos (20-59 anos). Quanto às mulheres, as internações custam 2,5 vezes mais para a mulher idosa em relação à mulher adulta.

Mortalidade
- As principais causas de óbito na população idosa são em decorrência de doenças crônicas não transmissíveis.
- No Brasil, a principal causa isolada de mortalidade é doença cerebrovascular (tanto na população idosa quanto na geral), seguida de doença cardiovascular. Em países desenvolvidos estas duas posições tendem a ser invertidas. Esse fato provavelmente está relacionado à alta prevalência de hipertensão arterial na nossa população e baixos índices de tratamento adequado da patologia.

Hospital Sírio-Libanês
- Dados relativos ao período de 2015 a 2017:
  - Os idosos foram responsáveis por 48% das internações hospitalares, e destes, 32% tinha 80 anos ou mais.
  - 55% do sexo masculino.
  - 40% foram admitidos por meio do Pronto Atendimento.
  - 15% tiveram passagem pela Unidade de Terapia Intensiva.

- Principais diagnósticos de internação: neoplasias (24%), doenças do aparelho circulatório (14,9%), doenças gastrointestinais (11%) e respiratórias (9,9%).
- A mortalidade geral na população idosa durante a hospitalização foi de 3,1%. Na subpopulação de muito idosos, a mortalidade foi de 5,5%.
- Principais causas de óbito: doenças respiratórias (27,3%), neoplasias (23,1%) e doenças do aparelho circulatório (17,9%).
- Vale ressaltar, que há uma parcela de idosos saudáveis, com boa capacidade funcional, que procuram rotineiramente o Pronto Atendimento e a Instituição, mas não são portadores de doenças crônicas, nem tampouco fazem uso de medicação de rotina. Esse grupo demanda pouco da equipe assistencial. Entretanto, outros são extremamente frágeis, com múltiplas dependências e carecem de uma estrutura física e equipe especializada para atender às suas carências cognitivas, auditivas, visuais, afetivas e muitas vezes sociais.

Conclusão

- Com o envelhecimento da população, veremos também um aumento no número de pacientes idosos hospitalizados, com multimorbidades, diferentes graus de dependência e demandas.
- Estratégias para adequar e aprimorar o atendimento a essa população estão sendo cada vez mais estudadas e a implementação destas é um desafio.

Referências bibliográficas

1. Brasil. Ministério da Saúde. Secretaria de Atenção à Saúde. Departamento de Ações Programáticas e Estratégicas. Atenção à saúde da pessoa idosa e envelhecimento / Ministério da Saúde, Secretaria de Atenção à Saúde, Departamento de Ações Programáticas e Estratégicas, Área Técnica Saúde do Idoso. – Brasília, 2010. 44 p.: il. – (Série B. Textos Básicos de Saúde) (Série Pactos pela Saúde 2006, v. 12). ISBN 978-85-334-1620-81.

2. Vasconcelos AMN, Gomes MMF. Transição demográfica: a experiência brasileira. Epidemiologia e Serviços de Saúde, 2012; 21(4):539-548. https://doi.org/10.5123/S1679-49742012000400003.

3. Loyola Filho AI, Matos DL, Giatti L, et al. Causas de internações hospitalares entre idosos brasileiros no âmbito do Sistema Único de Saúde. Epidemiologia e Serviços de Saúde, 2004;13(4):229–238.

4. Silveira R, Santos AS, Souza MC, Monteiro TSA. Gastos relacionados a hospitalizações de idosos no Brasil: perspectivas de uma década. Einstein. 2013;7(10):6013–6018. https://doi.org/10.5205/reuol.4377-36619-1-ED.0710201323.

4 Capítulo

Mudanças no paradigma do atendimento a partir da experiência do Hospital Sírio-Libanês

Luiz Antonio Gil Júnior

Pedro Kallas Curiati

Introdução

Paradigma é uma palavra oriunda do grego, que significa um conjunto de elementos que podem ocorrer no contexto de uma estrutura.

As estruturas hospitalares ganharam grande notoriedade após a segunda guerra mundial, com a finalidade de cuidar dos jovens feridos ou com sequelas de guerra. Com o passar do tempo, essas estruturas passam a se deparar com o grande e rápido envelhecimento populacional, havendo necessidade de mudança dos paradigmas para se adaptarem ao cenário de maior quantidade de idosos. Atualmente, em países desenvolvidos, pessoas acima de 65 anos correspondem a 35% das altas e 45% dos dias de internação hospitalar.

A visita do idoso ao Pronto Atendimento pode ser sinal tanto de um insulto agudo, como também da quebra da coordenação de cuidados do paciente.

Paradigmas envolvidos

- Paradigma do envelhecimento: Com a redução das taxas de mortalidade infantil e o aumento da expectativa de vida, os idosos estão se tornando maioria no ambiente hospitalar.
- Paradigma de comunicação: Hipoacusia, alterações visuais e cognitivas são muito frequentes nessa população e impactam a comunicação.
- Paradigma espacial: Os hospitais não foram criados para os idosos. Assim sendo, habitualmente, sinalizações, mobiliário e iluminação nem sempre são adequados para essa população.
- Paradigma de cuidado: Anteriormente, o hospital era responsável por "curar" o indivíduo que necessitava de internação. Nos dias de hoje,

após o cuidado, o retorno a comunidade deve ser planejado, programado e integrado com recursos extra-hospitalares (*homecare*, médico de cuidados primários, hospital de retaguarda).

* Paradigma de formação: Ainda temos, muitos profissionais com pouco preparo para lidar com diversas disfunções ou condições típicas do idoso, como, por exemplo, *delirium* e demência.
* Paradigma social: Com a mudança demográfica, temos cada vez mais idosos com famílias reduzidas e sem acompanhantes formais ou familiares para assumir as responsabilidades do cuidado. Ainda, nessa transição, não é infrequente idosos estarem cuidando de idosos, o que também é um desafio para os ambientes hospitalares.

O ProAGE do HSL

Desde o primeiro dia de agosto de 2017, foi implementado o Pronto Atendimento Geriátrico (ProAGE) no Hospital Sírio Libanês (HSL) com o objetivo de atender melhor as particularidades da população idosa no Pronto Atendimento. A população alvo do ProAGE são pacientes com idade superior ou igual a 70 anos. Esse serviço conta com equipe de médicos geriatras das 10h às 24h, sete dias por semana, apoio durante as 24 horas do dia pelas demais especialidades médicas do Pronto Atendimento, e equipe multiprofissional permanente, incluindo enfermagem, serviço social, nutrição, farmácia, fisioterapia e fonoaudiologia (quando necessário) e hospitalidade.

Visando o conforto do paciente idoso e a prevenção de confusão mental e quedas, foram propostos recursos estruturais especiais, incluindo boxes privativos para dependentes, confusos e com alterações cognitivas, redução de ruídos ambientais, iluminação com controle de intensidade, piso antiaderente, barras de apoio em corredores e banheiros, relógios com numeração grande, verificação de acesso a óculos e próteses auditivas, disponibilização de dispositivos *pocket talkers* para baixa acuidade auditiva e colchões adequados para prevenção de úlceras de pressão.

A partir da implementação do ProAGE, pacientes com idade superior ou igual a 70 anos passaram a ser priorizados no atendimento em todas as especialidades, respeitando o critério de gravidade.

Além da priorização, na maior parte do dia, os idosos são direcionados para atendimento inicial preferencial com o geriatra de plantão. Pacientes atendidos pelas outras especialidades também têm disponível avaliação conjunta pelo geriatra sob demanda do médico titular.

Os atendimentos realizados pela equipe de geriatras do Pronto Atendimento incluem anamnese estruturada diferenciada com o objetivo de garantir a avaliação dos parâmetros mais relevantes para o cuidado do idoso agudamente enfermo: dados demográficos; motivo de atendimento; medicações; comorbidades; e escalas de triagem de *delirium*, multimorbidade e risco, como *Confusion Assessment Method* (CAM),

Índice de Comorbidade de Charlson (ICC), FRAIL e *Identification of Seniors at Risk (ISAR)*.

Ao final do primeiro ano, o ProAGE já havia atendido 2.766 pacientes, com média de idade de 80,5 anos, dos quais 13% tinham idade superior a 90 anos e a paciente mais idosa atendida, 104 anos. 57% eram mulheres e a média de medicações utilizadas foi de seis medicações.

Além disso, 66% foram considerados frágeis ou pré-frágeis pela escala FRAIL, demonstrando como o serviço de emergência precisa estar preparado para essa população. Outro ponto relevante, foi o alto grau de hospitalização prévia, cerca de 30% dos idosos que procuraram o Pronto Atendimento haviam sido internados nos últimos seis meses.

Nossa experiência também demonstrou que a criação de um serviço diferenciado para o idoso proporcionou, além de agregar valor ao atendimento, a possibilidade de atendimento mais rápido dessa população sem prejuízo ao atendimento dos mais jovens.

A presença de um médico especialista em idosos em um serviço de emergência e a existência de estratégias de cuidado direcionadas para a população idosa têm bastante relevância clínica nos cenários atual e futuro. No entanto, esse recurso na maioria das vezes não está disponível nos hospitais de maneira geral. No contexto de aumento da procura de pacientes idosos a serviços de emergência, existe uma necessidade de serem criarem protocolos específicos para o atendimento dessa população, que tem características peculiares. Além disso, há oportunidade importante de desenvolvimento de linhas de cuidado que aprimoram o cuidado intra-hospitalar, o cuidado de transição e, até mesmo o cuidado extra-hospitalar. A disponibilidade de um profissional para avaliação de idosos mais frágeis e com limitações funcionais e cognitivas pode trazer benefícios para essa população e para o serviço de saúde de maneira geral.

Referências bibliográficas

1. Huang AR, Larente N, Morais JA. Moving Towards the Age-friendly Hospital: A Paradigm Shift for the Hospital-based Care of the Elderly. Canadian Geriatric Journal 2011 Dec;14(4):100-3.

2. Aminzadeh F, Dalziel WB. Older adults in the emergency department: a systematic review of patterns of use, adverse outcomes, and effectiveness of interventions. Ann Emerg Med. 2002;39(3):238-247.

3. Deschodt M, Devriendt E, Sabbe M, et al. Characteristics of older adults admitted to the emergency department (ED) and their risk factors for ED readmission based on comprehensive geriatric assessment: a prospective cohort study. BMC Geriatr. 2015;15:54.

4. Rosenberg MS, Carpenter CR, Bromley M, et al. Ann Emerg Med. 2014 May;63(5):e7-25. Geriatric emergency department guidelines. American College of Emergency Physicians; American Geriatrics Society; Emergency Nurses Association; Society for Academic Emergency Medicine; Geriatric Emergency Department Guidelines Task Force.

5. Hwang U, Dresden SM, Rosenberg MS, Garrido MM, Loo G, Sze J, Gravenor S, Courtney DM, Kang R, Zhu CW, Vargas-Torres C, Grudzen CR, Richardson LD; GEDI WISE Investigators. J Am Geriatr Soc. 2018 Mar;66(3):459-466. doi: 10.1111/jgs.15235. Epub 2018 Jan 10.

5 Capítulo
Ambiente adequado para atendimento ao idoso

Francisco Torggler Filho
Fábio César Gravina Olivieri

Espaço físico
- Objetivos:
  - Acessibilidade;
  - Ambiente amigável ao idoso;
  - Minimizar riscos.
- Superfícies:
  - Piso emborrachado/antiderrapante;
  - Contraste de cores entre piso, rodapé e parede;
  - Superfícies não abrasivas nas paredes.
- Iluminação:
  - Transição gradual na iluminação;
  - Interruptores luminosos dentro dos banheiros, dimerizadores em ambientes de espera.
- Acústica:
  - Privilegiar materiais que abafem ruídos;
  - Disponibilizar dispositivos de assistência auditiva.
- Mobiliário:
  - Manter um bom espaço para o tráfego;
  - Disponibilizar variedade de assentos;
  - Móveis de cores quentes, que contrastem com piso e paredes.
- Corredores, portas e janelas:
  - Manter livres as áreas de circulação;
  - Maçanetas de porta tipo alavanca;
  - Portas automáticas e elevadores devem ser programados para permanecer abertos por tempo maior que o usual.
- Localização e sinalização de rotas:
  - Sinalizar áreas de alto tráfego;

- Mapas de locais ("Você está aqui");
- Botões de chamada dos elevadores grandes e de cores contrastantes.
- Equipamentos e tecnologia:
  - Telefone à beira dos leitos, sala de pacientes e próximos às entradas do edifício;
  - Auxílios de memória (quadro branco para indicações por escrito, calendários e relógios de face grande);
  - Elevadores de transferência com espaço suficiente para macas e equipe.

Equipe
- Características:
  - Assistencial e administrativa;
  - Multidisciplinaridade;
  - Focada nas necessidades da população geriátrica.
- Objetivos:
  - Otimizar visitas à Emergência;
  - Coordenar cuidados e uso de recursos hospitalares aos pacientes de alto risco;
  - Proporcionar/coordenar cuidados em ambiente extra-hospitalar.
- Recomendações:
  - Protocolos institucionais para pacientes geriátricos;
  - Treinamento básico em gerontologia a todos os profissionais da Emergência;
  - Uso de instrumento de rastreio de pacientes de alto risco: *Identification of Senior at Risk* (ISAR);
  - Envolvimento de Enfermeiros especializados em atendimento a idosos em ambiente de Emergência;
  - Disponibilidade de médicos e enfermeiros treinados em gerontologia no ambiente da Emergência;
  - Retaguarda de internação em unidade especializada em cuidados com idosos.

Comunicação
- Entre profissionais:
  - Garantir comunicação efetiva e sem ruídos, com foco no paciente, entre os membros da equipe multidisciplinar que participam do cuidado e entre esta e os pacientes e familiares é ponto crucial para se obter eficácia e eficiência;
  - Compartilhar os achados de avaliação de protocolos de cuidados novos ou existentes com todos os membros relevantes da equipe (por exemplo, registro eletrônico, placa de rastreamento, etc.) para informar sobre os cuidados;

○ Linguagem clara para comunicação intraequipe sobre os cuidados aos pacientes. Em comunicação verbal, gráficos, mudanças de turno e compartilhamento de informações pós-alta;

○ Adesão às recomendações de comunicação profissional dos programas de qualidade gerais da organização, p. ex.: programas de acreditação.

- Interface com paciente e profissionais de saúde externos:
  ○ Sistema amigável para receber informações técnicas de pacientes sendo encaminhados para atendimento na unidade;
  ○ Criar relatório de alta padronizado para informar à equipe de *home care* ou ao médico ambulatorial do paciente dados relevantes do atendimento: motivo, diagnósticos, terapêutica, resultados de exames e plano de alta e, se possível, cópia dos resultados de exames. Pacientes geriátricos têm dificuldade de transmitir detalhes do atendimento ao seu médico ou a serviço externo;
  ○ Disponibilidade para contato pós-alta.

Transição de cuidados

- Transição do cuidado é o conjunto de ações destinadas a assegurar a coordenação e continuidade dos cuidados de saúde nas transferências de pacientes entre diferentes serviços de saúde ou diferentes unidades dentro de um mesmo local.
- Transições do cuidado eficazes incluem:
  ○ Plano de cuidados em comum;
  ○ Um resumo dos cuidados fornecidos pela instituição de origem;
  ○ Objetivos e preferências do paciente (incluindo diretivas antecipadas de vontade);
  ○ Relatório atualizado dos problemas de saúde, condições basais de cognição e funcionalidade, medicações em uso e histórico de alergias;
  ○ Reconciliação medicamentosa;
  ○ Plano de seguimento;
  ○ Orientações ao paciente e cuidadores sobre sinais e sintomas de alarme.
- Má informação é a principal causa de insatisfação no atendimento de Idosos na Emergência.
- O Pronto Atendimento Geriátrico deve oferecer acompanhamento extra-hospitalar, seja presencial ou à distância.

Referências bibliográficas

1. American College of Emergency P, American Geriatrics S, Emergency Nurses A, Society for Academic Emergency M, Geriatric Emergency Department Guidelines Task F. Geriatric emergency department guidelines. Annals of emergency medicine. 2014 May;63(5):e7-25. PubMed PMID: 24746437.

2. Ryan D, Liu B, Awad M, et al. Improving older patients' experience in the emergency room: the senior-friendly emergency room. Aging Health. 2011;7: 901-909.

3. Joan Somes, PhD, RN-BC, CEN, CPEN, FAEN, NRP, and Nancy Stephens Donatelli, MS, RN, CEN(ret), NE-BC, FAEN, St. Paul, MN, New Wilmington, PA. Retrofitting an emergency department to make it geriatric friendly J Emerg Nurs 2017;43:472-4.

4. Geriatric-ED em https://geriatric-ed.com/accessibility-best-practice/

5. Banerjee B, Conroy S, Cooke MW. Quality care for older people with urgent and emergency care needs in UK emergency departments. Emerg Med J. 2013;30: 699-700.

6 Capítulo

Avaliação de enfermagem do idoso no pronto atendimento

Magali Lopes Marion

Carina Moreira Pascuti

A incapacidade funcional associada às doenças crônico-degenerativas e o envelhecimento populacional são fatores determinantes no aumento da incidência de pacientes idosos e frágeis no Pronto Atendimento. Esse novo perfil exige das instituições enfermeiros treinados para promover o atendimento personalizado à essa população.

Nesse âmbito, são imprescindíveis capacitações que forneçam conhecimentos essenciais, como exemplo:

- Empatia e capacidade para compreender dificuldades do paciente;
- Técnicas de abordagem do contexto de vida diária (cotidiano);
- Conhecimento amplo sobre a fisiopatologia do envelhecimento;
- Domínio no manuseio de dispositivos (sondas, cateteres, drenos);
- Peculiaridades dos sinais e sintomas e evolução atípica das doenças.

A equipe de enfermagem tem o desafio de acolher o idoso e avaliar globalmente seu estado, descentralizando a imagem dos serviços de urgência e emergência, que priorizam, rotineiramente, a atenção aos sinais e sintomas em um cuidado fragmentado. Contudo, deve-se levar em conta as transformações fisiológicas e funcionais pertinentes ao envelhecimento saudável, associá-las ao processo saúde-doença e à rapidez do atendimento às instabilidades.

A primeira avaliação do enfermeiro ao acolher um paciente idoso no Pronto Atendimento, seja trazido pelo transporte de emergência ou por meios próprios, consiste na classificação de risco e encaminhamento ao setor e especialidade adequados às suas necessidades. Nessa fase, predominantemente observacional, o profissional avalia o estado geral do paciente, sinais vitais e sintomas relatados e identificados. O nível de consciência e padrão respiratório, quando alterados, devem definir prioritariamente a classificação, bem como quedas e traumas em geral.

A triagem é baseada em Protocolo de Manchester adaptado ao perfil institucional e analisa variáveis que implicam na gravidade do paciente, entretanto é importante a observação de alguns fatores que dependem do olhar clínico e experiente do enfermeiro, como:

- Queixas e sentimentos, conferindo a devida atenção ao que é relatado pelo idoso e, como complemento, às considerações do acompanhante;
- Origem do paciente, pois há quantidade substancial de idosos que vivem em instituições de longa permanência, sozinhos ou na residência de familiares;
- Acompanhantes e envolvimento dos mesmos no processo saúde-doença;
- Perdas funcionais agudas ou crônicas, déficits sensoriais e motores e polifarmácia.

Pacientes com incapacidades nas atividades de vida diárias, doenças crônicas pulmonares ou com algum grau de demência podem ter parâmetros alterados, que alarmam o profissional e prejudicam a classificação.

Tais informações e observações conferem margens mais saudáveis de avaliação, quando se leva em conta que os pacientes geriátricos apresentam sintomatologia atípica à muitos diagnósticos, dificultando a realização de medidas de conforto e a abordagem rápida no foco da doença.

Após a avaliação inicial, o exame físico detalhado deve ser realizado em conjunto multiprofissional, a fim de minimizar desconfortos, dor física ou emocional, instabilidades e inseguranças. Durante esse processo, a equipe de enfermagem tem a oportunidade de identificar o impacto das comorbidades na vida do idoso, bem como avaliar riscos. A avaliação de risco envolvendo fatores como mobilidade, incontinência, alterações cognitivas e psíquicas, acuidade visual e auditiva e nutrição, é de importante relevância para o planejamento eficaz na assistência do paciente durante a permanência no hospital e no momento da alta. A ferramenta utilizada para mapeamento de riscos implica em um instrumento que reúne algumas escalas já existentes (John Hopkins e Braden) e outras produzidas pelo grupo multidisciplinar. Por meio dela podemos traçar a evolução das incapacidades e estabelecer intervenções e metas para minimizá-las, aplicando-as também no domicílio.

A habilidade do profissional na criação de um vínculo de confiança com o idoso permite que a equipe tenha informações muito úteis acerca da dinâmica familiar, rotina domiciliar de higiene, medicações, atividades, qualidade do sono, nutrição e sistema de suporte. A partir desses dados é possível identificar causas de complicações, reconciliar necessidades farmacológicas, oferecer apoio social e adaptar recursos às necessidades de cada indivíduo.

O uso de documentos com letras aumentadas, relógios com números grandes, amplificadores de som e barras de apoio são exemplos de adaptações necessárias para a inclusão dessa população. Além disso, por serem ambientes fechados, as unidades críticas precisam se ajustar no intuito de levar ao idoso, características pertinentes ao dia e à noite, estimulando a capacidade de regulação sono-vigília, evitando confusões ou agitações que podem complicar a estadia no hospital.

Vale ressaltar, que o enfermeiro deve estar empenhado em reduzir o tempo de permanência do paciente no Pronto Atendimento, pois o padrão de organização focado em agilidade dessas unidades não é estruturado para oferecer o atendimento e a vigilância necessários a um idoso após o diagnóstico inicial. Contudo, quando existem fluxos direcionados a essa população, a transferência precoce às unidades críticas ou unidades de internação é naturalmente facilitada.

Apesar do considerável número de hospitalizações, muitos idosos que procuram o Pronto Atendimento recebem alta após avaliação e realização de exames. Nesses casos, a equipe de enfermagem deve atuar de modo educativo, orientando pacientes e acompanhantes acerca da prevenção de quedas, higiene, alimentação, medicação e uso de dispositivos como sondas, drenos, cateteres e curativos. Tais orientações, quando claras e efetivas, podem prevenir a reincidência ao serviço de urgência e emergência por infecções no trato urinário, broncoaspiração de dieta, obstrução de sondas, efeitos colaterais medicamentosos e até mesmo quedas.

🔍 Referências bibliográficas

1. Samaras N, Chevalley T, Samaras D, et al. Older patients in the emergency department: a review. Ann Emerg Med2010; 56: 261–9.doi:10.1016/j.annemergmed.2010.04.015 CrossRef PubMed

2. Andrade LAS, et al. Cuidado do idoso no setor de emergência: uma revisão integrativa. Rev. Bras. Geriatr. Gerontol. Rio de Janeiro, v. 21, n. 2, p. 243-253, Apr. 2018.

3. Rosenberg M, Rosenberg L. The geriatric emergency department. Emerg Med Clin North AM [Internet]. 2016 [acesso em 18 out. 2018]; 34(3):629-48.

SEÇÃO 2
SÍNDROMES GERIÁTRICAS NA URGÊNCIA

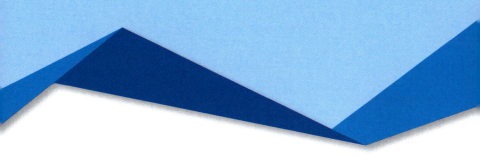

CAPÍTULOS

7 Avaliação geriátrica compacta
8 Avaliação inicial de queda no idoso
9 Complicações e manejo pós-quedas no idoso – fraturas, traumatismo craniano, dor, limitação funcional, isolamento social
10 *Delirium*
11 Manejo farmacológico e ambiental na agitação psicomotora no idoso
12 Imobilismo e perda de mobilidade durante a internação de idosos
13 Medicamentos e seus riscos para o idoso no ambiente crítico

7 Capítulo

Avaliação geriátrica compacta

Márlon Juliano Romero Aliberti

Luís Fernando Rangel

Introdução

- A Avaliação Geriátrica Ampla é o instrumento diagnóstico multidimensional que promove uma visão geral da saúde dos idosos por meio da triagem programada das síndromes e alterações mais comuns dessa faixa etária. Esse método identifica problemas que não são tradicionalmente considerados na anamnese e exame físico padrão.
- O seu uso favorece o pronto reconhecimento dos idosos frágeis e de alto risco para eventos adversos. Para esses, são definidas prioridades de atuação, monitoramento e checagem do efeito das intervenções. Tudo de maneira sistematizada com foco no estado de saúde integral do paciente.
- A despeito desses benefícios, a Avaliação Geriátrica Ampla usualmente exige tempo e recursos indisponíveis ou difíceis de conseguir em serviços de saúde com alto fluxo de pacientes.
- Considerando o crescente número de idosos que demandam serviços de urgência, são necessários modelos de avaliação geriátrica práticos e eficientes que auxiliem os profissionais de saúde em contextos nem sempre favoráveis à realização de uma avaliação geriátrica pormenorizada.
- A Avaliação Geriátrica Compacta de 10 minutos é um instrumento multidimensional fácil de administrar que fornece uma medida de comprometimento global com base na triagem rápida de 10 domínios de saúde.

Indicação

Idosos com pelo menos uma dessas características constituem o perfil de pacientes que tendem a se beneficiar mais da avaliação geriátrica ampla:

- Idade avançada (85 anos ou mais).
- Multimorbidade.

- Ajuda para o autocuidado.
- Auxílio para realizar tarefas simples do dia a dia (limpar a casa, fazer compras, utilizar transporte, tomar medicamentos, usar o telefone).
- Presença de uma síndrome geriátrica (queda, imobilidade, queixa de memória, confusão mental, incontinência).
- Visitas frequentes e não planejadas a serviços de saúde.
- Mudança recente de ambiente (internação hospitalar nos últimos seis meses, uso de assistência domiciliar, institucionalização).

Instrumentos

Principais modelos baseados na avaliação geriátrica ampla que foram desenvolvidos e validados para idosos com condições agudas:
- Avaliação Geriátrica Compacta de 10 minutos (AGC-10).

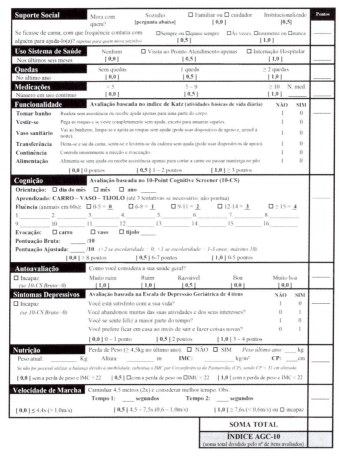

Figura 7.1. Avaliação Geriátrica Compacta de 10 minutos (AGC-10).

- *Multidimensional Prognostic Index* (MPI).
- *The Frailty Index Comprehensive Geriatric Assessment* (FI-CGA).
- *The Frail-VIG Index.*
- *Acute Care for Comprehensive Geriatric Assessment* (AC-CGA).

AGC-10
Cada domínio é pontuado como normal (0,0), alteração leve (0,5) ou alteração grave conforme notas de corte estabelecidas no instrumento. Um índice global de risco (0–1) é calculado pela soma total de pontos dividido pelo número de itens avaliados.
Pacientes são classificados como:
- Baixo risco (0,0–0,29);
- Médio risco (0,3–0,39);
- Alto risco (0,4–1).
Para os seguintes desfechos adversos em um ano:
- Hospitalização;
- Perda funcional para o autocuidado;
- Morte.

Considerações finais
- Os instrumentos de Avaliação Geriátrica Ampla disponíveis para pacientes agudamente enfermos foram na maioria validados em ambientes de enfermaria.
- Em serviços de Pronto Atendimento, os instrumentos de triagem ultrarrápidos, como o *Identification of Seniors at Risk* (*ISAR*), podem ser utilizados para selecionar os pacientes candidatos à Avaliação Geriátrica Ampla.
- A Avaliação Geriátrica Compacta de 10 minutos pode ser aplicada por apenas um profissional, utiliza poucos equipamentos e foi originalmente validada em hospital dia, ambiente mais próximo do Pronto Atendimento. Estudos indicam que esse instrumento multidimensional breve é um forte preditor de hospitalização, perda funcional e morte em um ano entre idosos ambulatoriais com condições clínicas agudas.

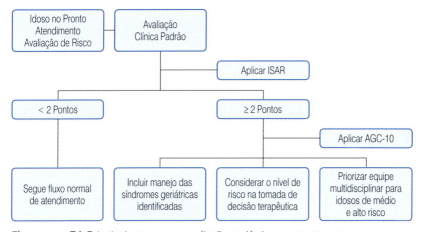

Fluxograma 7.1. Principais etapas na avaliação geriátrica no pronto-socorro.

Referências bibliográficas

1. Aliberti MJ, Apolinario D, Suemoto CK, Melo JA, Fortes-Filho SQ, Saraiva MD, Trindade CB, Covinsky KE, Jacob-Filho W. Targeted geriatric assessment for fast-paced healthcare settings: development, validity, and reliability. J Am Geriatr Soc. 2018;66(4):748-54.
2. Graf CE, Zekry D, Giannelli S, Michel JP, Chevalley T. Comprehensive geriatric assessment in the emergency department. J Am Ger Soc. 2010; 58(10):2032-33.
3. Graf CE, Zekry D, Giannelli S, Michel JP, Chevalley T. Efficiency and applicability of comprehensive geriatric assessment in the emergency department: a systematic review. Aging Clin Exp Res. 2011;23(4):244-54.
4. Pilotto A, Ferrucci L, Franceschi M, D'Ambrosio LP, Scarcelli C, Cascavilla L, Paris F, Placentino G, Seripa D, Dallapiccola B, Leandro G. Development and validation of a multidimensional prognostic index for one-year mortality from comprehensive geriatric assessment in hospitalized older patients. Rejuvenation Res. 2008;11(1):151-61.
5. Amblas-Novellas J, Martori JC, Espaulella J, Oller R, Molist-Brunet N, Inzitari M, Romero-Ortuno R. Frail-VIG index: a concise frailty evaluation tool for rapid geriatric assessment. BMC Geriatrics. 2018;18(1):29.
6. Searle SD, Mitnitski A, Gahbauer EA, Gill TM, Rockwood K. A standard procedure for creating a frailty index. BMC Geriatrics. 2008;8(1):24.
7. Wou F, Gladman JR, Bradshaw L, Franklin M, Edmans J, Conroy SP. The predictive properties of frailty-rating scales in the acute medical unit. Age Ageing. 2013;42(6):776-81.
8. Devriendt E, Wellens NI, Flamaing J, Declercq A, Moons P, Boonen S, Milisen K. The interRAI Acute Care instrument incorporated in an eHealth system for standardized and web-based geriatric assessment: strengths, weaknesses, opportunities and threats in the acute hospital setting. BMC geriatrics. 2013;13(1):90.
9. McCusker J, Bellavance F, Cardin S, Trepanier S, Verdon J, Ardman O. Detection of older people at increased risk of adverse health outcomes after an emergency visit: the ISAR screening tool. J Am Geriatr Soc. 1999;47:1229-37.

8 Capítulo

Avaliação inicial de queda no idoso

Kelem de Negreiros Cabral

Talita Orlandi De Domenico

Definição
Deslocamento não intencional do corpo para um nível inferior à posição inicial, com incapacidade de correção em tempo hábil, determinado por circunstâncias multifatoriais (exceções: convulsão, síncope, acidente vascular encefálico e/ou atropelamento), associado ou não a consequências.

Epidemiologia
- Incidência anual:
  - 30% dos indivíduos com idade > 65 anos;
  - 50% dos indivíduos com 80 anos ou mais.
- 50% dos idosos que caem, caem novamente.

Fatores de risco
Principal: <u>queda prévia</u>
Intrínsecos
- Sociodemográficos:
  - Idade > 75 anos, sexo feminino, etnia branca;
  - Morar sozinho ou ter baixo suporte social.
- Capacidade funcional:
  - Mobilidade reduzida, déficit de equilíbrio.
- Alterações neurológicas:
  - Déficits visuais;
  - Redução de sensibilidade vibratória e/ou tátil;
  - Redução de força muscular.
- Condições de saúde/doenças prévias:
  - Neurológicas: acidente vascular encefálico prévio, transtorno cognitivo, doença de Parkinson, depressão maior;

- Incontinência urinária;
- Osteoartrose, deformidades nos pés;
- Tontura (vestibulopatias, hipotensão postural).
- Medicações:
  - Psicotrópicos (benzodiazepínicos, opioides, antipsicóticos);
  - Drogas de ação cardiovascular (anti-hipertensivos, diuréticos, antiarrítmicos).

Extrínsecos
- Ambientais: tapetes, degraus, fios, iluminação.
- Uso de calçados inadequados, lentes multifocais.

Consequências
Físicas: contusões, escoriações, fraturas, morte:
- 5% a 10% das quedas: fraturas ou hematoma subdural;
- fratura de fêmur em idosos: 90% são secundárias a quedas; 30% de mortalidade em 1 ano.

Psicossociais: medo de cair, isolamento social, institucionalização.

Avaliação
Atendimento inicial (triagem): diferenciar queda acidental (por instabilidade postural isolada) de queda secundária a condição subjacente.
"Se o paciente fosse um jovem de 20 anos saudável, ele teria sofrido esta queda?"
- Se SIM (provável queda primária), paciente deve ser direcionado a atendimento pela equipe de ortopedia ou cirurgia para investigação e tratamento específico do trauma. Não necessita, a princípio, avaliação pelo clínico.
- Se NÃO (provável queda como sintoma de outra condição), paciente deve ser avaliado **também** por equipe clínica, se possível ainda no PS, antes da alta.

Avaliação clínica: Deve ser realizada na presença do idoso e do acompanhante responsável. Identificar fatores responsáveis pela queda (infecção, efeito adverso medicamentoso) e descartar diagnósticos diferenciais potencialmente graves que possam exigir condutas imediatas ou investigação adicional (sincope, convulsão).

Anamnese da queda:
- O que estava fazendo no momento da queda?
- Qual foi o mecanismo da queda? (Escorregou? desequilibrou-se? Foi empurrado? Não sabe?)
- Apresentou febre, sintomas respiratórios, urinários ou gastrointestinais nos dias que antecederam a queda?
- Apresentou tontura, dor no peito, fraqueza, falta de ar ou palpitações antes de cair?
- Perdeu a consciência? Bateu a cabeça?

- Teve liberação esfincteriana, abalos musculares?
- Bateu o rosto ou conseguiu se proteger?
- Conseguiu se levantar sozinho?
- Caiu dentro ou fora de casa?
- Já teve quedas anteriores?
- Esteve internado recentemente?
- Mudança recente nas doses ou medicações que utiliza?

Exame físico direcionado:
- Neurológico (déficits sensoriais ou motores, indícios de *status* pós-ictal ou intoxicação exógena);
- Cardiovascular (buscar ativamente hipotensão postural, arritmias).

Investigação complementar
- Propedêutica específica relacionada ao trauma (definida pelo cirurgião/ortopedista);
- Investigação complementar mínima (para TODOS os idosos com queda provavelmente secundária a outra condição de saúde):
  - ECG, radiografia de tórax, Urina I, hemograma, glicemia, uréia, creatinina, sódio; potássio.
- Exames complementares adicionais: devem ser direcionados às principais hipóteses diagnósticas. Exemplos:
  - Suspeita de síncope cardiogênica: marcadores de necrose miocárdica, ecodopplercardiograma e holter de 24 horas (intra-hospitalares);
  - Suspeita de convulsão: tomografia computadorizada de crânio e eletroencefalograma (intra-hospitalares).

Conduta
- Se excluída queda secundária a condições agudas graves: alta com orientações de prevenção de novos eventos (controle de fatores ambientais);
- Se confirmada condição clínica subjacente como causadora da queda (infecção, efeito colateral de medicações): tratamento específico direcionado;
- SEMPRE rever medicações em uso, fazer eventuais ajustes antes da alta;
- Havendo histórico de QUEDAS RECORRENTES encaminhar para acompanhamento com geriatra após a alta.

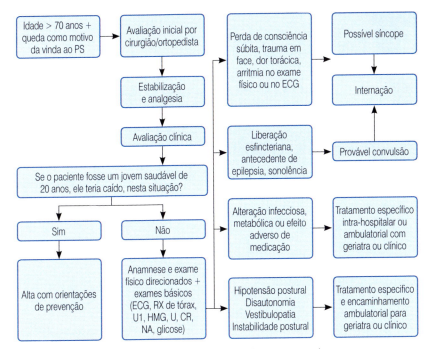

Fluxograma 8.1. Principais etapas na avaliação de idoso com queda no pronto-socorro.

Referências bibliográficas

1. Rosenberg M, Rosenberg L. The Geriatric Emergency Department Guidelines. Emerg Med Clin NA [Internet]. Elsevier Inc; 2014;63(5):2014. Available from: http://dx.doi.org/10.1016/j.emc.2016.04.011.
2. Ellis G, Marshall T, Ritchie C. Comprehensive geriatric assessment in the emergency department. Clin Interv Aging. 2014;9:2033-44.
3. Drootin M. Summary of the updated american geriatrics society/british geriatrics society clinical practice guideline for prevention of falls in older persons. J Am Geriatr Soc. 2011;59(1):148-57.
4. Gates S, Fisher JD, Cooke MW, Carter YH, Lamb SE. Multifactorial assessment and targeted intervention for preventing falls and injuries among older people in community and emergency care settings: systematic review and meta-analysis. BMJ. 2008;336(7636):130-3.

9 Capítulo
Complicações e manejo pós-quedas no idoso – fraturas, traumatismo craniano, dor, limitação funcional, isolamento social

Isabel Chateaubriand Diniz de Salles

Kelem de Negreiros Cabral

Complicações pós-quedas

Queda é a principal causa de lesão, incapacidade e morte por causas externas em idosos. Essa população pode evoluir com maiores complicações advindas de quedas, por acumularem maior número de comorbidades, maior prevalência de sarcopenia, associada a fragilidade.

Estima-se que 40% das quedas resultem em lesões menores (tecidos moles, escoriações de pele) e cerca de 5% a 10% em lesões maiores, como grandes lacerações, fraturas ou lesões encefálicas. A determinação da causa da queda deve ser sempre investigada ainda na avaliação inicial, assim como quais medicações o paciente faz uso, comorbidades e a condição funcional prévia à queda. Em um estudo prospectivo realizado em 2009, com 263 idosos que deram entrada em pronto-socorro por quedas, associou-se quatro fatores de risco para recorrência desses eventos, feridas nos pés que não cicatrizam, depressão autorrelatada, incapacidade funcional para cortar as próprias unhas dos pés e quedas anteriores. Outros fatores de risco a serem considerados em idosos que se associam fortemente a quedas: alterações cognitivas, alterações visuoperceptuais, déficits neurológicos, déficits vestibulares, osteoartrite sintomática, alterações de equilíbrio, propriocepção, força muscular e sensibilidade. Calçados com saltos ou abertos que instabilizem o tornozelo ou ainda questões ambientais, incluindo mudança de domicílio também podem contribuir para queda.

Para um paciente frágil, uma queda não complicada por lesões físicas, pode resultar em outras consequências:

- Declínio funcional;
- Insegurança/medo de novas quedas;
- Isolamento social e agravamento de transtornos do humor.

Fraturas

Cerca de 10% das quedas estão relacionadas a fraturas. São determinantes na ocorrência de fraturas o mecanismo da queda, a resistência óssea e a superfície de impacto.

Característica do idoso × local e horário da queda × fraturas:
- Características do idoso associadas a risco de fraturas:
  - Perda de peso (independente do peso de base);
  - Idosas com alta estatura por terem maior comprimento do eixo do quadril (independente da Densidade Mineral Óssea (DMO);
  - Obesidade/sobrepeso: proteção contra fratura de quadril (aumento da DMO);
  - Idosos cadeirantes: fraturas durante uso de equipamentos ou durante transferências motoras;
- Idosos que vivem na comunidade: queda no início da manhã ou da noite;
- Fratura de quadril: queda dentro de casa, em geral, em superfície rígida (piso, escada). O mecanismo de queda mais frequente é o lateral uma vez que na queda posterior o trauma direto em nádegas tem efeito atenuante e absorve parte do impacto;
- Fratura de pelve: mesmo em traumas de baixo impacto – associada a maior morbimortalidade/hemorragia/instabilidade hemodinâmica;
- Fraturas de punho (rádio distal e ulna): quedas para frente ou quedas para trás com braço estendido.

Fraturas de quadril:
- 30% de mortalidade em um ano e alto grau de morbidade;
- > 90% são causadas por quedas, geralmente laterais;
- Importante motivo de hospitalização em idosos;
- Risco de fratura do quadril aumenta com a idade em ambos os sexos, mas é mais prevalente em mulheres (75% das fraturas), devido maior prevalência de quedas e osteoporose;
- 80 anos é idade média das fraturas proximais do fêmur;
- > 75% das fraturas do fêmur ocorrem acima dos 75 anos;
- Fraturas do fêmur distal: podem ocorrer mesmo com traumas de baixa energia e são menos prevalentes do que as fraturas proximais;
- Radiografias simples são geralmente suficientes para a caracterização, mas na suspeita de fraturas ocultas, é necessária pesquisa por ressonância nuclear magnética;
- O tratamento das fraturas de quadril e da diáfise ou do fêmur distal é cirúrgico. Analgesia e avaliação do cirurgião ortopedista deve ser feitas como estratégia inicial.

Fraturas vertebrais:
- Incidência 10 vezes maior do que fraturas do fêmur;
- Incidência de fraturas vertebrais aumenta em mulheres a partir de 50 anos de idade, seguindo a mesma métrica da osteoporose;

- As fraturas vertebrais geralmente ocorrem sem uma queda ou trauma relevante;
- As fraturas por insuficiência/compressão vertebral afetam aproximadamente 25% de todas as mulheres pós-menopausadas;
- A prevalência das fraturas vertebrais aumenta com a idade: 40% em mulheres com 80 ou mais anos de idade;
- Mulheres com fratura por compressão da vértebra têm aumento de 15% da taxa de mortalidade;
- Fraturas por insuficiência/compressão no grupo do sexo masculino também são um problema de saúde;
- O tratamento das fraturas vertebrais estáveis e causadas por compressão/insuficiência (osteoporose) é na maioria dos casos, apenas conservador, com estratégias para o controle da dor (medicamentosas e não medicamentosas – colete) e retomar atividades usuais o mais breve possível. Não se recomenda repouso no leito. O tempo para consolidação, portanto para alívio da dor, pode ser em torno de três meses.

Fraturas de rádio distal, ulna, úmero proximal e clavícula:
- Geralmente consequência de reflexo de proteção das mãos durante a queda;
- A carga mecânica advinda da queda tende a afetar diretamente a articulação do ombro, levando a fraturas proximais do úmero/clavícula;
- Especial atenção deve ser dada a fraturas abertas e/ou associadas a lesão de nervo periférico ou vascular;
- O reconhecimento da estabilidade ou não da fratura e seu tratamento deve ser feito pelo ortopedista.

Traumatismo craniano

Traumatismo crânio encefálico (TCE) em idosos tem como causa principal a queda em domicílio, e é importante causa de internação, sendo o TCE em idosos uma significativa questão de saúde pública:
- Queda com TCE: 30% acima dos 65 anos × 4% abaixo dos 65 anos;
- Quanto mais idoso pior é o desfecho funcional independentemente do tipo de lesão.

A mortalidade resultante do TCE aumenta com a idade e pode chegar a 71% entre 65 e 70 anos e 87% acima dos 80 anos.

Em relação às categorias do trauma:
- Hematoma extradural;
- Hematoma intraparenquimatoso;
- Hematoma subdural;
- Hemorragia subaracnoide;
- Traumas de face e/ou couro cabeludo;
- Fraturas cranianas.

Idosos frequentemente visitam unidades de emergência por traumatismo cranioencefálico pós-queda. Em um estudo retrospectivo de seis anos de dados sobre trauma em um centro especializado no Reino Unido, 31,5% da população era de idosos, e destes, 44,9% sofreram TCE. 84,5% dos TCE foram causados por quedas, em sua grande maioria da própria altura e em dois terços dos casos, a queda foi no próprio domicílio. 77,4% dos pacientes tiveram tratamento conservador. O hematoma subdural foi, das lesões encefálicas, a que apresentou maior incidência. Com o envelhecimento, a substância branca e o tecido vascular tornam-se mais suscetíveis a lesão. Idosos com TCE apresentam maior morbidade e mortalidade e trajetórias de recuperação mais lentas com pior desempenho funcional e cognitivo quando comparados a pacientes mais jovens.

Avaliação clínica, pela Escala de Coma de Glasgow pode não ter a nuance necessária para atribuir com precisão a gravidade do TCE em idosos, tendo em vista déficits cognitivos preexistentes. Exames de imagem, como ressonância nuclear magnética e tomografia computadorizada, são importante ferramenta diagnóstica na avaliação, manejo e previsibilidade de resultados. A avaliação pelo neurologista/neurocirurgião é imperativa nos casos de alteração do exame neurológico e/ou constatação de alteração da neuroimagem.

Dor

A dor em decorrência do trauma da queda é motivo frequente de busca à unidade de Pronto Atendimento e é imperativo o oferecimento de analgesia adequada. É de igual importância que sejam excluídas a presença de outras complicações graves como fraturas e/ou luxações.

Nos idosos, é importante saber que fenômenos psicossociais associados à idade, como perda de familiares e amigos e perda de independência, podem contribuir para a magnificação e perpetuação de dor e sofrimento.

Atenção para sintomas relacionados a dor: depressão/ansiedade, distúrbios do sono, perda de peso e comprometimento cognitivo.

A dor não é apenas um relato ativo, verbal, mas pode manifestar-se como um comportamento de defesa, agitação, alteração da expressão facial e mobilidade reduzida. Em pacientes com déficit cognitivo a dor pode ser subtratada, sendo necessário uma abordagem proativa no tratamento.

O tratamento farmacológico da dor é particularmente importante, mas o ideal são programas de dor multidisciplinares que combinam tratamento farmacológico e não farmacológico. Muitos pacientes idosos apresentam baixa tolerância a analgésicos opioides, anti-inflamatórios e agentes moduladores de dor (antidepressivos tricíclicos e anticonvulsivantes).

Limitação funcional

A queda é grande ameaça à manutenção da independência e autonomia na velhice. Saber avaliar a capacidade funcional do idoso é importante, pois fornece dados relevantes, para o desenvolvimento de intervenções para manter ou evitar a perda da capacidade funcional e prevenir complicações. Nesse contexto, a sarcopenia e fragilidade associadas a complicações, em decorrência de quedas, ameaçam a funcionalidade do idoso e associam-se ao aumento da morbidade, hospitalização, readmissão nos serviços de emergência, institucionalização e mortalidade.

A limitação funcional pode ser de ordem física, como a causada por dor e disfunção, mas também pode ser devida a sobrecarga emocional e psicológica em uma população de idosos que já apresenta algum grau de perda da independência. O medo de cair é uma preocupação adicional, uma vez que existe um risco substancial de fraturas e complicações pós-queda, com maior morbimortalidade em idosos que já tiveram outros eventos.

Manejo pós-quedas

Após abordagens direcionadas às principais complicações relacionadas à quedas que se apresentam no Pronto Atendimento, os pacientes devem ser encaminhados para reabilitação funcional e orientados a manterem-se ativos física e cognitivamente e manterem seus laços familiares e sociais. Devem ser corrigidos fatores de risco para que novas quedas e complicações não ocorram.

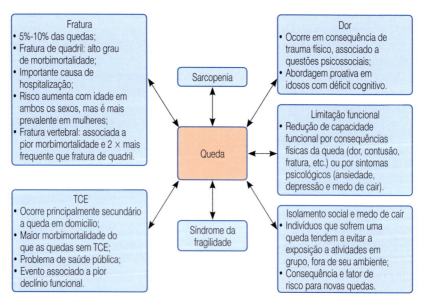

Fluxograma 9.1. Complicações pós-quedas.

Referências bibliográficas

1. Vieira ER, Palmer RC, Chaves PHM. Prevention of falls in older people living in the community. BMJ (Online). 2016.
2. Berry SD, Miller RR. Falls: Epidemiology, pathophysiology, and relationship to fracture. Current Osteoporosis Reports. 2008.
3. Old JL, Calvert M. Vertebral Compression Fractures in the Elderly. American Family Physician. 2004.
4. Tsuda T. Epidemiology of fragility fractures and fall prevention in the elderly: A systematic review of the literature. Curr Orthop Pract. 2017;
5. Hajek A, König HH. The association of falls with loneliness and social exclusion: Evidence from the DEAS German Ageing Survey. BMC Geriatr. BMC Geriatrics; 2017;17(1):1–11.
6. Carpenter CR, Scheatzle MD, D'Antonio J a, Ricci PT, Coben JH. Identification of fall risk factors in older adult emergency department patients. Acad Emerg Med. 2009;16(3):211–9.
7. Carol Hawley, Magdy Sakr, Sarah Scapinello, Jesse Salvo, Paul Wrenn. Traumatic brain injuries in older adults—6 years of data for one UK trauma centre: retrospective analysis of prospectively collected data. EMJ Online First, published on January 4, 2017.

10 Capítulo

Delirium

Pedro Kallas Curiati
Thiago Junqueira Avelino da Silva

Definição
- **Disfunção cerebral orgânica generalizada**, potencialmente reversível.
- Critérios para diagnóstico segundo *Diagnostic and Statistical Manual of Mental Disorders* (DSM-5):
  - Presença de **déficit de atenção e comprometimento da consciência**;
  - Início recente, com **mudança aguda** do estado basal e **tendência a flutuação** dos sintomas no decorrer do dia;
  - Presença de distúrbio cognitivo adicional (ex.: déficit de memória, desorientação, linguagem, percepção sensorial);
  - O distúrbio não pode ser atribuído a demência preexistente, estabelecida ou em evolução;
  - Evidências de que o quadro é consequência direta de uma ou mais **causas orgânicas**.

Etiologia
- **Multifatorial** na maior parte dos casos.
- Instalação depende da interação entre fatores que conferem **vulnerabilidade** ao paciente e agentes nocivos que o acometem.
- **Principais fatores predisponentes**:
  - Idade
  - Déficit cognitivo preexistente
  - Depressão
  - História prévia *delirium*
  - Doenças neurológicas
  - Multimorbidades
  - Polifarmácia
  - Uso de psicotrópicos
  - Etilismo
  - Dependência funcional
  - Quedas
  - Imobilidade
  - Desnutrição
  - Déficits sensoriais

- **Principais fatores precipitantes:**
  - Infecções
  - Distúrbios do equilíbrio ácido-base
  - Uremia
  - Hiperglicemia
  - Hipercapnia
  - Hipotermia
  - Dor
  - Anemia aguda
  - Encefalopatia hipertensiva
  - Hepatopatia descompensada
  - Insuficiência adrenal
  - Eventos cerebrovasculares
  - Crises epilépticas
  - Traumatismo cranioencefálico
  - Abstinência a álcool e drogas
  - Distúrbios hidroeletrolíticos
  - Desidratação
  - Hipoglicemia
  - Hipoxemia
  - Febre
  - Hipoperfusão
  - Retenção urinária
  - Doença coronariana aguda
  - Tireoidopatia descompensada
  - Constipação e obstrução intestinal
  - Procedimentos cirúrgicos
  - Psicotrópicos
  - Uso de quinolonas
  - Anti-histamínicos
  - Opioides

Quadro clínico
- **Início agudo**, com instalação em poucas horas ou dias.
- Duração de dias a semanas.
- **Curso flutuante**, com tendência a piorar à noite.
- Alterações de nível de consciência, atenção, memória, orientação temporoespacial, linguagem, sensopercepção (alucinações, ilusões), comportamento (desorganização, agitação, agressividade, apatia, medo) e ciclo sono-vigília.
- Psicomotricidade:
  - ***Delirium* hipoativo**: caracterizado por sonolência, lentificação e letargia (ATENÇÃO: associado a pior prognóstico);
  - ***Delirium* hiperativo**: caracterizado por agitação, hipervigilância e alucinações;
  - ***Delirium* misto**: caracterizado por alternância dos dois padrões anteriores.

Diagnóstico
- Diagnóstico sindrômico com base em anamnese, exame clínico, critérios diagnósticos (DSM-5) e uso da versão curta do ***Confusion Assessment Method* (CAM)**:
  - No CAM, devem estar presentes:
    (início agudo e flutuação de sintomas) +
    (distúrbio de atenção) +
    (pensamento desorganizado e/ou alteração do nível de consciência)
- Diagnóstico etiológico com base em anamnese, exame clínico e investigação complementar:

- Exames iniciais: hemograma completo, proteína C reativa, ureia, creatinina, eletrólitos (incluindo sódio e cálcio), glicemia, troponina, gasometria venosa, urina tipo 1, urocultura, radiografia de tórax e eletrocardiograma (ECG);
- Em caso de trauma ou alterações neurológicas focais, deve-se solicitar tomografia de crânio;
- Em casos selecionados, investigação adicional pode incluir exames de função hepática, hormônios tireoidianos, nível sérico de medicamentos, rastreio toxicológico, radiografia de abdômen, análise do líquor, eletroencefalograma e ressonância magnética de crânio.

Tratamento
- Reconhecimento de que *delirium* é uma **URGÊNCIA MÉDICA**.
- **Identificação e tratamento de causas específicas.**
- **Medidas de suporte:**
  - Hidratação;
  - Oxigenoterapia;
  - Analgesia;
  - Controle de doenças subjacentes.
- **Medidas não farmacológicas:**
  - Acomodação em ambiente tranquilo e seguro;
  - Promoção de higiene do sono;
  - Remoção de sondas e cateteres se possível;
  - Envolvimento de familiares e cuidadores;
  - Não utilização de contenção mecânica.
- **Medidas farmacológicas (controle de sintomas):** antipsicóticos são utilizados apenas em pacientes com **grande agitação psicomotora que coloque em risco a si próprios ou a terceiros:**
  - Haloperidol: medicação mais utilizada, com dose de 0,5 mg a cada 30 a 60 minutos por via intramuscular ou intravenosa, a critério médico;
  - Quetiapina: com dose de 12,5 a 25 mg, duas vezes ao dia por via oral, com resgates a critério médico (preferencial em pacientes parkinsonianos);
  - Benzodiazepínicos: **utilizados apenas em abstinência de álcool e benzodiazepínicos**.

  ATENÇÃO: o uso de antipsicóticos está associado a risco de alargamento do intervalo QT, sendo recomendado a monitorização diária com ECG na sua vigência.

Prevenção
- Medidas direcionadas para déficit cognitivo: **protocolos de orientação temporoespacial** e terapia ocupacional.
- Medidas direcionadas para evitar privação de sono: **redução da poluição sonora, iluminação natural, ajustes de horários de prescrição e medidas de relaxamento**.

- Outras medidas:
  - Estímulo a deambulação e a movimentação no leito;
  - Acesso a óculos e próteses auditivas;
  - Limpeza de cerúmen de condutos auditivos;
  - Educação de profissionais e familiares/cuidadores para reconhecimento precoce.

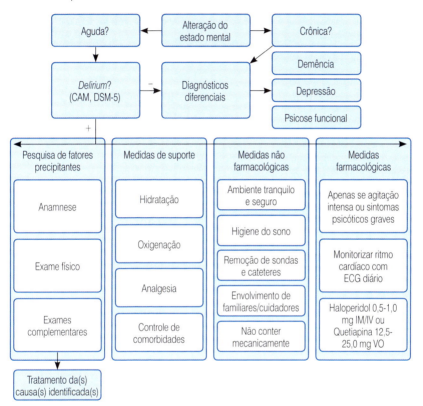

Fluxograma 10.1. Principais etapas na avaliação e no manejo do idoso com alteração do estado mental.

Referências bibliográficas

1. Wilber SR, Ondrejka JE. Altered mental status and *delirium*. Emerg Med Clin N Am. 2016;34:649-55.
2. Inouye SK, Westendorp RG, Saczynski JS. *Delirium* in elderly people. Lancet. 2014;383(9920):911-22.
3. Fabbri RM, Moreira MA, Garrido R, Almeida OP. Validity and reliability of the Portuguese version of the Confusion Assessment Method (CAM) for the detection of *delirium* in the elderly. Arq Neuropsiquiatr. 2001 Jun;59(2-A):175-9.
4. Inouye SK, Bogardus ST, Jr., Charpentier PA, Leo-Summers L, Acampora D, Holford TR, e cols. A multicomponent intervention to prevent *delirium* in hospitalized older patients. N Engl J Med. 1999;340(9):669-76.

11 Capítulo

Manejo farmacológico e ambiental na agitação psicomotora no idoso

Júlia Biegelmeyer
Lilian Schafirovits Morillo

Definição

Alterações comportamentais como agressão, agitação, delírios e alucinações são os sintomas comportamentais que mais levam o portador de demência ao pronto-socorro. São sintomas reativos a estímulos internos ou externos no paciente com demência, o qual se encontra vulnerável ao estresse e tem menor capacidade de lidar com adversidades. Podem representar uma tentativa do paciente de comunicar ao cuidador alguma necessidade não suprida, como dor, fome, solidão, etc.

Agitação: atividade motora, verbal ou vocal socialmente inapropriada, que não é necessariamente secundária a alguma condição médica (andar despropositadamente, movimentos repetitivos, ausência de repouso).

Agressão: comportamento físico e verbal, como bater, chutar, empurrar, jogar objetos, morder, arranhar, destruir propriedades, machucar a si mesmo ou outras pessoas, gritar, realizar insinuações sexuais.

Delírios: Crenças fixas não modificáveis a despeito de evidência conflitante. Os principais delírios são persecutórios, de grandiosidade ou infidelidade.

Alucinações: experiências sensoriais de conteúdo que não está verdadeiramente presente. As mais comuns são visuais, táteis, olfativas e gustatórias.

Quadro clínico

- Os pacientes são levados ao departamento de emergência geralmente devido a sintomas novos ou piora de sintomas preexistentes, classificados a seguir:
  - Sintomas comportamentais: agitação/agressividade, desinibição (comer comida do prato de outros, despir-se, expor a genitália,

masturbar-se), irritabilidade e comportamento motor aberrante (ex.: deambulação despropositada, abrir e fechar gavetas ou armários, remexer as coisas à sua volta repetidamente, dar nós em fios ou barbantes);
○ Sintomas psicóticos: delírios e alucinações.
○ Distúrbios do humor: depressão, apatia, ansiedade, sono e alteração de apetite;
○ Euforia (bom humor persistentemente anormal ou achar graça nas coisas que os outros não acham).

Avaliação

- Avaliar risco de agressão e segurança do paciente e cuidador:
  ○ Manter o paciente supervisionado, com acompanhamento médico e de algum membro da equipe de enfermagem;
  ○ Tentar estabelecer vínculo, atentando-se para comunicação verbal e não verbal. Estabelecer contato visual com o paciente;
  ○ Garantir apoio ao cuidador;
  ○ Caso o risco de agressão seja alto, iniciar medicações antipsicóticas, realizar internação hospitalar e prosseguir na investigação etiológica.
- Anamnese: realizada com familiar ou cuidador. Objetivo: compreender com detalhes a mudança de comportamento, com perguntas como:
  ○ Qual foi o primeiro sintoma que lhe chamou atenção? Quando foi isso?
  ○ Esse comportamento é diferente do que o paciente costumava ter? Tem piorado nos últimos dias?
  ○ Qual a frequência e duração?
  ○ O que causa piora ou melhora do comportamento?
  ○ Manifesta-se com alguém em particular?
  ○ O que você faz para controlar o sintoma?
- Exame físico:
  Realizar exame físico completo, atentando-se para fácies de dor, lesões de pele, perfusão periférica, presença de bexigoma ou fecaloma e a sinais clínicos diferentes da normalidade. Realizar avaliação neurológica direcionada para pesquisa de *delirium*.
- Em todos os pacientes, deve-se pesquisar e tratar a CAUSA da mudança de comportamento. Sempre considerar estressores ambientais ou intercorrências clínicas.
  ○ *Delirium*: deve sempre ser avaliado.
    ▪ Suspeitar se houver distúrbio de atenção, pensamento desorganizado ou alteração do nível de consciência de início agudo.
    ▪ Pesquisar causas: infecções, distúrbios hidroeletrolíticos, medicações e toxinas, descompensações de doenças crônicas.
  ○ Evento adverso de medicação:
    ▪ Avaliar medicações novas, interações medicamentosas e drogas com efeito anticolinérgico, benzodiazepínicos e opioides.

Capítulo 11 – Manejo farmacológico e ambiental na agitação psicomotora no idoso

- Dor:
  - Avaliar fácies de dor, linguagem corporal, frequência respiratória, vocalizações (pode-se utilizar escalas próprias descritas no Capítulo 18).
- Depressão e ansiedade:
  - Avaliar sintomas e gravidade com cuidador.
- Distúrbios do sono:
  - São comuns na demência e multifatoriais.
  - A agitação melhora após otimização do sono.
- Déficit sensorial:
  - Déficits visuais e auditivos podem exacerbar confusão, prejudicar a comunicação, causar alucinações visuais e aumentar o risco de quedas.
- Social:
  - Fatores sociais, inclusive a relação com cuidadores, podem desencadear agitação e sintomas comportamentais.
- Investigação complementar
  - Investigação complementar mínima:
    - Solicitar hemograma, proteína C reativa, sódio, potássio, cálcio, magnésio, creatinina, ureia, glicemia, Urina I e urocultura, radiografia de tórax e ECG.

Tratamento
- Deve-se sempre buscar a etiologia da agitação e tratar sua causa:
  - Tratar infecções e distúrbios hidroeletrolíticos;
  - Suspender medicações que possam desencadear agitação;
  - Se suspeita de dor, administrar inicialmente analgésicos não opioides e avaliar resposta;
  - Considerar inibidor de receptação seletivo de serotonina (IRSS) se houver depressão ou ansiedade.
- Para os sintomas que persistem após o tratamento das condições descritas acima, o tratamento divide-se em farmacológico e não farmacológico.
- Tratamento não farmacológico deve sempre ser tentado inicialmente nos casos de agitação leve ou moderada. Na agitação grave que leva o paciente ao pronto-socorro, deve ser instituído como coadjuvante à intervenção farmacológica, com medidas exemplificadas a seguir:
  - Estimular atividade física, por ser útil para melhorar o sono e a depressão;
  - Aumentar a interação social, tanto com pessoas ou com animais (*pet* terapia) dependendo da preferência do paciente. Pode auxiliar no tratamento de depressão e apatia;
  - Otimizar o estímulo sensorial. Para estímulo: música, aparelhos de amplificação sonora, óculos, estimulação multissensorial controlada. Para relaxamento: música, massagem, toque, aromaterapia, quarto silencioso;
  - Reforçar atividades e comportamentos positivos com recompensas e atentar-se para não valorizar comportamentos indesejados;

○ Programas educacionais e de suporte aos cuidadores: é a intervenção mais eficaz.

- Tratamento farmacológico:
  ○ Em caso de agitação grave, é o tratamento inicial instituído, de acordo com a seguinte ordem:
    - Haloperidol 1 mg IV ou SC no primeiro momento, caso não seja possível administrar medicações por via oral. Classe: antipsicótico típico, com risco de prolongamento de QT e efeitos extrapiramidais.

OU
    - Risperidona 0,5 mg via oral (VO) – (0,25 mg em pacientes frágeis) – dose máxima 2 mg/dia, à noite. É o antipsicótico de evidência mais forte para controle de agitação. Deve ser escolhido assim que via oral ou enteral garantida. Manter por 21 dias, com titulação de dose lenta, até a dose necessária para controle. Caso ausência de resposta, trocar para uma das duas opções abaixo.
    - Aripiprazol 2,5 mg/dia VO (dose inicial) – dose máxima 12,5 mg/dia, à noite. Classe: antipsicótico atípico, antagonista parcial do receptor D2 de dopamina.
    - Quetiapina 25 mg/dia VO – iniciar à noite. Dose máxima de 200 mg/dia em duas tomadas. (Usar metade da dose em pacientes frágeis). Classe: antipsicótico atípico. Tem boa tolerabilidade, mas prolonga intervalo QT. Se ausência de resposta em 21 dias, após titulação gradual de dose, seguir para o próximo passo.
    - Carbamazepina 100 mg/dia – aumentar para 200 mg/dia no D4 e 300 mg/dia no D8. Dose máxima 400 mg/dia. Paciente frágil usa metade das doses. Classe: anticonvulsivante. Efeitos adversos comuns são sedação, cefaleia, tremores, tonturas, leucopenia, hiponatremia, elevação enzimas hepáticas. Se não houver resposta em 21 dias, trocar pela próxima medicação.
    - Citalopram 10 mg/dia VO – após 7 dias, aumentar para 20 mg/dia se necessário. Usar pela manhã. Classe: IRSS. Efeitos adversos principais são sintomas gastrintestinais e prolongamento de intervalo QT.
    - Gabapentina 200 mg/dia VO – dose máxima 1.800 mg/dia. Dividir em duas tomadas. Classe: anticonvulsivante de excreção renal. Efeitos adversos comuns são tontura e hiperglicemias.
    - Prazosin 0,5 mg/dia VO à noite – dose máxima 6 mg/dia em duas tomadas. Anti-hipertensivo bloqueador do alfa-adrenoreceptor. Contraindicado em insuficiência cardíaca associada a fatores obstrutivos como estenose aórtica. Efeitos adversos: hipotensão, tontura, cefaleia, boca seca, sintomas gastrintestinais, frequência urinária.
    - Combinar dois fármacos de resposta parcial.

As drogas antidemência, como anticolinesterásicos e memantina, parecem ter benefício no controle comportamental.

- Dextromethororphan-quinidina 20/10 mg – antagonista do receptor NMDA, com custo elevado e benefício incerto, mas pode ser usado em casos refratários.
- Contenção mecânica: Altamente desaconselhada. Considerar somente se as medidas instituídas não forem suficientes e ainda houver risco ao paciente ou a terceiros.

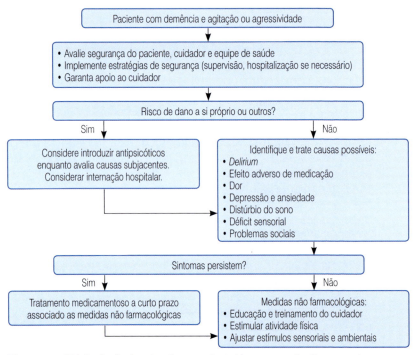

Fluxograma 11.1. Avaliação da agitação no paciente idoso com agitação no pronto-socorro.
Fonte: Adaptado de Press D, Alexander M. Up to date 2018.

Tabela 11.1. Tratamento farmacológico da agitação psicomotora no idoso

Droga	Passo	Eficácia	Tempo de início de ação	Tolerabilidade	Facilidade de uso
Risperidona	1				
Quetiapina	2				
Aripiprazol	2				
Carbamazepina	3				
Citalopram	4				
Gabapentina	5				
Prazosin	6				

Adaptado de Davies SJ et al. J Psychopharmacology. 2018.

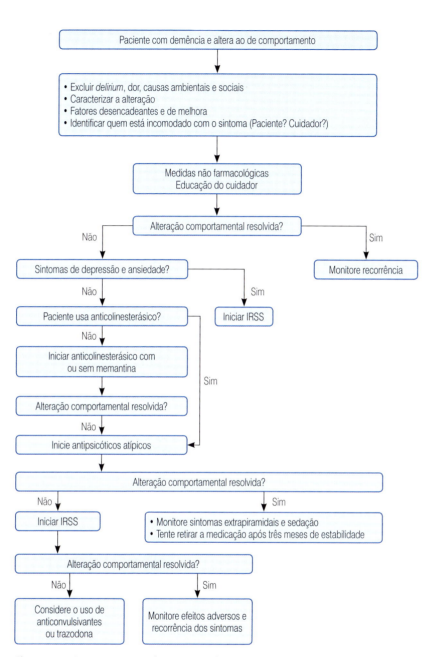

Fluxograma 11.1. Tratamento do paciente idoso com alterações comportamentais.
Fonte: Dement Neuropsychol 2010 September;4(3):158-164 Views & Reviews 158 Severe dementia Schafirovits-Morillo L, Suemoto CK Severe dementia A review on diagnoses, therapeutic management and ethical issues.

Referências bibliográficas

1. Continuum (Minneap Minn) 2018;24(3, Behavioral Neurology and Psychiatry):783–803.
2. Press D, Alexander M. Management of neuropsychiatric symptoms of dementia. Última atualização em: 23 de outubro de 2017. UpToDate, DeKosky (Ed.), UpToDate, Eichler AF. Disponível em: www.uptodate.com.br.
3. Preuss UW, Wong JWM, Koller G. Treatment of behavioral and psychological symptoms of dementia: a systematic review Psychiatr. Pol. 2016; 50(4): 679–715.
4. Davies SJ, Burhan AM, Kim D, et al. Sequential drug treatment algorithm for agitation and aggression in Alzheimer's and mixed dementia. J Psychopharmacol. 2018;32(5):509-523.
5. Sink KM, Holden KF, Yaffe K. Pharmacological treatment of neuropsychiatric symptoms of dementia. JAMA 2005; 293: 596-608.

12 Capítulo

Imobilismo e perda de mobilidade durante a internação de idosos

Maisa Carla Kairalla

Beatriz Cardoso de Mello Tucunduva Margarido

Definição

O imobilismo é definido como uma síndrome de degeneração fisiológica em decorrência da redução de atividade e descondicionamento. São características dos pacientes com imobilismo estar restrito ao leito, apresentar déficit cognitivo e possuir múltiplas contraturas. A perda da mobilidade é avaliada principalmente pela piora funcional.

Fatores de risco para perda de mobilidade
- Principais:
  - Acidente vascular cerebral;
  - Fratura de quadril.
- Condições crônicas principais:
  - Doença oncológica;
  - Osteoartrose;
  - Infarto agudo do miocárdio;
  - Demência moderada e avançada;
  - Doença pulmonar obstrutiva crônica;
  - Diabetes *mellitus*.

Prevenção de perda de mobilidade
- Intervenções médicas:
  - Avaliar a mobilidade do paciente na admissão e em todas avaliações ao longo da internação:
  *Testes sugeridos: *timed up and go*, tempo de levantar/sentar, velocidade de marcha em 4,6 metros;
    - Evitar tempos prolongados em repouso e restrição ao leito;

- Revisão diária da necessidade de acessos intravenosos, oxigênio, cateteres vesicais, medicamentos;
- Planejamento de alta o mais precoce possível.

Complicações
- Tromboembolismo venoso;
- Úlceras por pressão;
- Complicações da gastrostomia;
- Disfagia e broncoaspiração;
- Infecções (trato urinário);
- Desnutrição e sarcopenia;
- Desidratação;
- Constipação;
- Alterações articulares.

Prevenção de complicações clínicas pela imobilidade
Tromboembolismo venoso (TEV)
Avaliação de risco de TEV
deve ser realizada na admissão de todo paciente
- O escore de Pádua é uma ferramenta usada para a avaliação o risco de trombose dos pacientes internados;
- Para pacientes com risco de sangramento, a profilaxia com anticoagulante deve ser ponderada.

Prevenção
- Pacientes com **alto** risco de TVP/TEP:
  - Quimioprofilaxia:
    - Heparina de Baixo Peso Molecular (HBPM);
    - Heparina Não Fracionada (HNF);
    - Fondaparinux.
- Métodos físicos:
  - Meias de compressão graduada (MCG);
  - Compressão pneumática intermitente (CPI).
- Pacientes clínicos com **baixo** risco de TVP/TEP:
  - Contraindicada tromboprofilaxia farmacológica ou mecânica.
- Pacientes com risco de sangramento:
  - Não realizar tromboprofilaxia com anticoagulante;
  - Realizar tromboprofilaxia mecânica com meias de compressão graduada ou compressão pneumática intermitente.
- Condições especiais:
  - Imobilismo crônico: não realizar uso rotineiro de tromboprofilaxia na internação desses pacientes;
  - Acidente vascular cerebral agudo:

- Não iniciar tromboprofilaxia com anticoagulantes nas primeiras 48 horas após o AVC;
- Não utilizar meias de compressão graduada para tromboprofilaxia;
- Utilizar compressão pneumática intermitente. Iniciar em até 72 horas pós-AVC;
  *Não iniciar CPI para pacientes em repouso no leito ou imobilizados sem profilaxia para TEV por mais de 72 horas desde o início do AVC, pois CPI pode causar o desalojamento de um novo coágulo;
- O uso da CPI deve ser mantido por 30 dias ou até que a pessoa esteja em movimento ou que receba alta.

- Cirurgia de fratura de quadril:
  - Indicação de tromboprofilaxia para todos os pacientes, exceto se risco de sangramento;
  - Utilizar dupla profilaxia com um anticoagulante e CPI durante a internação hospitalar
- Quimioprofilaxia:
  - Primeira escolha: Enoxaparina 40 mg SC 1 × dia
    *Iniciar quimioprofilaxia 12 horas após a cirurgia. Considerar a profilaxia pré-operatória se a cirurgia for postergada. A última dose deve ser administrada 12 horas antes da cirurgia.
- Outras opções:
  - Rivaroxabana: 10 mg, uma vez ao dia, iniciando de 6 a 8 horas após a cirurgia;
  - Dabigatrana: 220 mg VO 1 vez ao dia (110 mg na 1ª dose, iniciando de 1 a 4 horas após o término da cirurgia);
  - Apixabana: 2,5 mg VO 2 vezes ao dia, iniciando 12 a 24 horas após a cirurgia;
  - Tempo mínimo de anticoagulação deve ser de 10 a 14 dias;
  - Recomendado prolongar a tromboprofilaxia por até 35 dias a partir do dia da cirurgia.

Úlceras de decúbito

Avaliação do risco

- Pacientes restritos ao leito ou cadeira.
- Idade avançada.
- Indicadores nutricionais: hemoglobina e albumina sérica, medidas sobre o aporte nutricional e peso.
- Fatores que afetam a perfusão e a oxigenação: diabetes, instabilidade cardiovascular, pressão arterial baixa.
- Avaliação da pele:
  - Umidade: pele seca ou excessivamente úmida;
  - Fricção e forças de torção;
  - Percepção sensorial;

○ Temperatura corporal;
○ Recomendada a escala de Braden para classificação de risco.

Prevenção
• Cuidados com a pele:
  ○ Inspecionar toda pele do paciente;
  ○ Realizar trocas logo após evacuação ou micção;
  ○ Hidratar e limpar a pele diariamente;
  ○ Evitar posicionar o paciente nas áreas de eritema.
• Nutrição:
  ○ Utilizar ferramenta de rastreio como a Mini Avaliação da Nutrição (MAN) e avaliação com nutricionista;
  ○ Observar mudanças de peso ao longo da internação;
  ○ Considerar suplementos nutricionais.
• Redistribuição de pressões:
  ○ Virar e reposicionar os pacientes em risco, exceto se contraindicação médica;
  ○ Evitar posicionar o indivíduo nas áreas do corpo com ferimentos por pressão;
  ○ Utilizar coxins para redistribuição de pressão em pacientes sentados em cadeiras;
  ○ Reposicionar pacientes em cadeira a cada uma hora;
  ○ Utilizar dispositivos em calcanhares ou espuma de poliuretano em pacientes sob risco.

Avaliação das úlceras por pressão
• Classificação das úlceras:
  ○ Grau I: pele íntegra com hiperemia em uma área localizada sobre uma proeminência óssea;
  ○ Grau II: perda parcial da espessura da derme. Apresenta-se como uma ferida superficial com leito vermelho/rosa ou como uma bolha fechada ou aberta;
  ○ Grau III: perda total da espessura da derme. Pode ser visível o tecido adiposo subcutâneo, mas não os ossos, tendões ou músculos;
  ○ Grau IV: perda total da espessura dos tecidos com exposição óssea, dos tendões ou músculos;
  ○ Inclassificáveis/não graduáveis: perda total da espessura dos tecidos, porém a profundidade da úlcera está bloqueada pela presença de tecido necrótico. É uma úlcera de categoria III ou IV.

Tratamento
• Controle de dor:
  ○ Observar fatores locais que podem contribuir para a dor: isquemia, infecção ou rompimentos da pele ao redor;

- Anestésicos locais tópicos;
- Podem ser utilizados curativos de espuma com ação anti-inflamatória.
- Nutrição:
  - A ingestão calórica diária total de 30 kcal/kg;
  - O alvo de proteína ingerida é geralmente 1,5 g/kg/dia, se sem contraindicações.
- Limpeza das úlceras:
  - Utilizar somente soro fisiológico sob pressão. Não utilizar povidine, hipoclorito de sódio, peróxido de hidrogênio ou ácido acético.
- Infecção:
  - Úlceras abertas são colonizadas por bactérias;
  - Tratar apenas infecções clinicamente evidentes com antibióticos;
  - Pacientes com feridas profundas devem ser avaliados quanto à presença de osteomielite.
- Curativos:
  - São importantes para evitar contaminação e facilitar a cicatrização;
  - Os curativos absortivos devem ser usados para evitar o acúmulo de fluido de ferida, como espumas e alginatos;
  - As escolhas para uma ferida seca são gaze umedecida com solução salina, filmes transparentes, hidrocoloides e hidrogéis.
- Desbridamento:
  - O tecido necrótico deve ser removido por desbridamento (mecânico, cirúrgico ou enzimático).

Broncoaspiração

Definições
- A broncoaspiração pode ser um sinal de disfagia grave e refere-se à entrada anormal de líquidos, substâncias exógenas particuladas ou secreções endógenas nas vias aéreas.

Prevenção de broncoaspirações
- Identificação dos fatores de risco para disfagia, com atenção a pacientes sonolentos e/ou *delirium*.
- Identificação dos sinais de disfagia: pacientes com pneumonias recorrentes, tosse após deglutição, salivação excessiva, perda de peso e mudança nos hábitos alimentares, sensação de alimento preso na garganta, dificuldade em iniciar a deglutição.
- Avaliação e cuidado com a cavidade oral, dentição, candidíase oral, estomatite, hipersalivação.
- Avaliação da deglutição:
  - Adaptação de dieta – quantidade e espessura;
  - Indicação de sonda nasoenteral (SNE) ou gastrostomia (GTT).
- Manutenção da cabeceira elevada 30 a 45 graus;

- Atenção aos sinais de desidratação;
- Controle de sialorreia com medicações ou toxina botulínica.

🔍 Referências bibliográficas

1. Tratado de Geriatria e Gerontologia, 2015.
2. Kenneth E. Covinsky et al. Hospitalization-associated disability: "She was probably able to ambulate, but I'm not sure"- JAMA, 2011.
3. Jack M. Guralnik, Robert B. Wallace et al. Maintaining Mobility in Late Life I. Demographic Characteristics and Chronic Conditions - Am J Epidemiol, 1993.
4. Guralnik JM et al. Progressive versus Catastrophic Loss of the Ability to Walk: Implications for the Prevention of Mobility Loss - J Am Geriatr Soc.,2001
5. American College of Chest Physicians (CHEST).
6. National Pressure Ulcer Advisory Panel (NPUAP).
7. Lisa Gould; Gayle M. Gordillo et al. Wound healing society 2015 update on guidelines for pressure ulcers- Wound Repair Regen., 2016.
8. Loeb MB, Becker M, Eady A, Walker-Dilks C Interventions to prevent aspiration pneumonia in older adults: a systematic review, J Am Geriatr Soc 2003.
9. Smith Hammond C. Cough and aspiration of food and liquids due to oral pharyngeal Dysphagia. Lung, 2008.
10. Manual de Cuidados Paliativos (ANCP), 2012.

13 Capítulo

Medicamentos e seus riscos para o idoso no ambiente crítico

Priscila Gonçalves Serrano
Cristiane Comelato
Naira Hossepian Salles de Lima Hojaij

Reação Adversa a Medicamentos (RAM) como manifestação clínica aguda

Definição

- Duas definições são as mais usadas na literatura para RAM:
  - A Organização Mundial da Saúde (OMS) define RAMs como qualquer resposta prejudicial ou indesejável e não intencional que ocorre com medicamentos em doses usualmente empregadas em humanos para profilaxia, diagnóstico, tratamento de doença ou modificação de funções fisiológicas.
  - Edwars e Aroson, em definição mais recente e abrangente, definem RAM como uma reação sensivelmente prejudicial ou desagradável, resultante de uma intervenção relacionada ao uso de um medicamento ou produto medicinal, que prevê riscos a futuras administrações e requer a prevenção, tratamento específico, ajuste de posologia ou retirada do medicamento.

Epidemiologia

- RAMs têm impacto considerável na saúde dos idosos, especialmente em ambientes de emergência. Um em cada 10 idosos terá um episódio de RAM relacionado à sua hospitalização.
- Esse risco aumentado de RAMs nesta população ocorre devido a alterações do metabolismo relacionadas ao envelhecimento e a significativa multimorbidade, com aumento correspondente na utilização de medicamentos.
- A frequência de internações em decorrência de RAMs é quatro vezes maior em idosos e 87,9% destas poderiam ser prevenidas.

- Os custos de saúde atribuíveis às RAMs foram estimados em 5% a 9% do total dos custos de internação por ano nos Estados Unidos.
- Duas revisões sistemáticas de estudos internacionais sugeriram taxas médias de admissão hospitalar relacionadas a RAM entre 10% e 11% em idosos.
- Medicamentos mais comumente relatados como envolvidos em RAMs em idosos incluíram aqueles utilizados em doenças cardiovasculares e do sistema nervoso central, e os anti-inflamatórios. Existem fatores de risco para RAMs relacionados a fatores do indivíduo, comorbidades clínicas e medicações em uso. Os principais fatores estão descritos na Tabela 13.1.

Tabela 13.1. Fatores de risco para Reações Adversas a Medicamentos (RAMs) em idosos

Relacionados ao paciente	• Idade • Sexo feminino • Residência em área rural • *Status* socioeconômico
Relacionados a comorbidades	• Carga de multimorbidade • Doenças cardiovasculares • Diabetes *mellitus* • Neoplasia • Depressão • Doença renal • Síndromes demenciais • Dislipidemia • Leucocitose • Doença hepática
Relacionados a medicações	• Número de medicações • Interações medicamentosas • Uso de anti-hipertensivos, anticoagulantes, antibióticos, anti-inflamatórios, antidiabéticos e neurolépticos
Outros fatores	• Quedas • Limitação funcional

Fonte: Alhawassi et al, 2014.

Considerações farmacodinâmicas e farmacocinéticas

- Nos idosos, a variabilidade farmacocinética interindividual é particularmente proeminente. Porém, isso se deve não apenas à influência de alterações fisiológicas relacionadas à idade, mas também ao impacto de comorbidades e interações medicamentosas.
- Alterações metabólicas e farmacocinéticas do envelhecimento justificam parte do risco elevado para RAMS, sendo as principais:
  - Menor massa e perfusão do fígado, levando a redução do metabolismo de primeira passagem hepático e aumento da biodisponibilidade e concentração plasmática de drogas com extensa primeira passagem, como o Propanolol, por exemplo. Além disso, aquelas

que dependem dessa passagem para a sua ativação, como o Enalapril, terão esse processo lentificado com menor biodisponibilidade.

○ Aumento da gordura e diminuição da água corporal e da massa magra levando a alteração na distribuição de drogas. Dessa maneira, drogas hidrossolúveis, como Digoxina e aminoglicosídeos, tendem a ter maior concentração plasmática, enquanto as lipossolúveis, como o Diazepam, tendem a ter um aumento da sua meia-vida.

Medicações potencialmente inapropriadas

- Critérios de Beers:
  ○ Revisado em 2019, os critérios de Beers classificam as Medicações Potencialmente Inapropriadas (MPIs) em cinco grupos: (1) medicações para serem evitadas na maior parte dos idosos; (2) medicações consideradas potencialmente inadequadas para aqueles com certas doenças ou síndromes; (3) medicações que devem ser usadas com cautela; (4) interações medicamentosas com potencial clínico relevante; (5) medicações que devem ser evitadas ou ajustadas de acordo com função renal. Para um resumo das orientações vide a Tabela 13.2.
- Os critérios de STOPP:
  ○ Os critérios do STOPP (*Screening Tool of Older Person's Prescriptions*) oferecem outra ferramenta para identificar prescrições inapropriadas. Compreendem uma lista de 80 indicadores de MPIs, incluindo interações droga-droga, interações droga-doença, duplicação terapêutica, duração do tratamento e drogas que aumentam o risco de declínio cognitivo ou quedas.

Tabela 13.2. Critérios de Beers da *American Geriatrics Society* (2019)

Medicações inapropriadas que devem ser evitadas para idosos (1)	
Drogas	**Racional**
Anticolinérgicos: Dexclorfeniramina, Dimenidrato, Difenidramina, Meclizina	Risco de confusão mental, boca seca, constipação
Antidepressivos: Amitriptilina, Clomipramina, Imipramina, Nortriptilina, Paroxetina	Efeito anticolinérgico importante: sedativos, causam hipotensão ortostática
Antipsicóticos (primeira e segunda geração)	Aumentam o risco de acidente cerebrovascular, declínio cognitivo e morte em indivíduos com demência
Benzodiazepínicos (curta, média e longa duração): Alprazolam, Lorazepam, Clonazepam, Diazepam	Idosos têm sensibilidade aumentada. Em geral, aumentam o risco de declínio cognitivo, *delirium*, acidentes automobilísticos, quedas e fraturas
Hipnóticos não benzodiazepínicos: Zolpidem	Eventos adversos semelhantes aos dos benzodiazepínicos em idosos. Melhora mínima na latência e duração do sono

Continua...

Tabela 13.2. Critérios de Beers da *American Geriatrics Society* (2019) – continuação

Medicações inapropriadas que devem ser evitadas para idosos (1)	
Drogas	**Racional**
Metoclopramina	Efeitos extrapiramidais, incluindo discinesia tardia
Óleo mineral	Risco de aspiração com efeitos adversos graves. Existem alternativas mais seguras
Inibidores de bomba de prótons	Risco de colite por *Clostridium difficile*, perda de massa óssea e fraturas
Anti-inflamatórios não hormonais não seletivos da ciclooxigenase: Diclofenaco, Ibuprofeno, Meloxicam, Naproxeno, Piroxicam	Aumento do risco de sangramento gastrointestinal e doença ulcerosa péptica em grupos de alto risco, como aqueles com idade > 75 ou em uso de corticosteroides orais ou parenterais, anticoagulantes ou antiagregantes plaquetários. O uso de inibidor da bomba de prótons ou reduz, mas não elimina o risco
Relaxantes musculares: Carisoprodol, Ciclobenzaprina	A maioria é pouco tolerada pelos idosos, pois apresentam efeitos anticolinérgicos, sedação e aumento do risco de fraturas

Medicações inapropriadas para idosos com síndromes ou doenças específicas (2)		
Doença ou síndrome	**Drogas**	**Racional**
Delirium	Anticolinérgicos, Benzodiazepínicos, corticoides, antagonistas do receptor H_2, Zolpidem	Evitar: potencial de induzir ou piorar *delirium*
Síndromes demenciais	Anticolinérgicos, benzodiazepínicos, hipnóticos não benzodiazepínicos, antipsicóticos	Reações adversas de sistema nervoso central. Antipsicóticos devem ser usados para sintomas comportamentais apenas se houver falha de intervenções não farmacológicas ou risco para o paciente ou terceiros. São associados a aumento de acidente vascular cerebral e mortalidade nesses indivíduos
Quedas ou história de fraturas	Anticonvulsivantes, antipsicóticos, benzodiazepínicos, hipnóticos não benzodiazepínicos, antidepressivos tricíclicos e inibidores de recaptação de serotonina, opioides	Podem causar ataxia, comprometimento psicomotor, síncope e quedas. Benzodiazepínicos de ação mais curta não são mais seguros do que os de longa duração

Continua...

Tabela 13.2. Critérios de Beers da *American Geriatrics Society* (2019) – continuação

Medicações inapropriadas para idosos com síndromes ou doenças específicas (2)

Doença ou síndrome	Drogas	Racional
Insuficiência cardíaca	Anti-inflamatórios e inibidores da COX-2, bloqueadores de canais de cálcio não diidropiridínicos (Diltiazem e Verapamil, que podem ser usados apenas em insuficiência cardíaca com fração de ejeção preservada), tiazolidinedionas (Pioglitazona, Rosiglitazona), Cilostazol	Potencial para promover retenção hídrica e exacerbar a insuficiência cardíaca
Parkinson	Antieméticos, todos antipsicóticos (exceto Quetiapina)	Pioram síndrome parkinsoniana

Medicações que devem ser usadas com cautela em idosos (3)

Drogas	Racional
AAS para prevenção primária de eventos cardiovasculares	Não há evidência suficiente da relação risco *vs.* benefício em indivíduos com idade acima de 70 anos.
Antipsicóticos, diuréticos, Carbamazepina, Mirtazapina, Inibidores de recaptação de serotonina, Duais e Tricíclicos	Podem exacerbar ou causar síndrome da secreção inapropriada de hormônio antidiurético ou hiponatremia. Necessário monitorar periodicamente
Dabigatran, Rivaroxaban	Aumento de sangramento gastrintestinal comparado com a varfarina
Sulfametoxazol/Trimetroprim	Aumento no risco de hipercalemia quando usados com IECA e BRA

Medicações com potencial interação medicamentosa relevante (4)

Droga	Droga com a qual interage	Racional
Antidepressivos, antipsicóticos e benzodiazepínicos	Mais de duas outras drogas com ação em sistema nervoso central	Risco elevado de quedas.
Varfarina	Amiodarona, Sulfametoxazol/Trimetroprin e anti-inflamatórios não hormonais	Risco elevado de sangramentos.

Medicações que devem ser evitadas ou ajustadas de acordo com função renal (5)

Medicação ou classe medicamentosa	*Clearance* de creatinina em mL/min/1,73 m^2	Racional
Apixaban, Dabigatrana, Rivaroxabana	< 25, < 30, 30-50	Risco elevado de sangramento

Continua...

Capítulo 13 – Medicamentos e seus riscos para o idoso no ambiente crítico

Tabela 13.2. Critérios de Beers da *American Geriatrics Society* (2019) – continuação

Medicações que devem ser evitadas ou ajustadas de acordo com função renal (5)		
Medicação ou classe medicamentosa	**_Clearance_ de creatinina em mL/min/1,73 m²**	**Racional**
Gabapentina, Pregabalina	< 60	Efeitos adversos de sistema nervoso central
Ranitidina.	< 50	Alteração do estado mental.
Ciprofloxacino	< 30	Aumento do risco de confusão mental e ruptura de tendão
Sulfametoxazol/Trimetroprim	< 30	Piora da função renal e hipercalemia

Considerações finais

- A possibilidade de uma RAM deverá sempre ser investigada na avaliação do idoso, especialmente frente a um novo sintoma.
- Revisões periódicas na prescrição objetivam minimizar a polifarmácia, suspender ou fazer ajustes de medicações devido a mudanças no quadro clínico (alterações na função renal, como por exemplo) e, ainda, evitar potenciais interações medicamentosas após o início de uma nova droga.
- A ação da equipe multidisciplinar, principalmente da farmacêutica clínica, é de fundamental importância em auxiliar o médico na reconciliação medicamentosa no momento da hospitalização. Esses protocolos têm minimizado a descontinuação de medicações, como, por exemplo, psicotrópicos e benzodiazepínicos, reduzindo os efeitos da abstinência destas medicações no momento da internação.
- Em conclusão, a complexidade das interações entre comorbidades, polifarmácia e alterações relacionadas a idade na farmacocinética (e farmacodinâmica) justificam o aforismo bem conhecido "*start low, go slow*" em relação a dosagem das drogas para indivíduos idosos.

📰 Referências bibliográficas

1. World Health Organization. International drug monitoring: the role of national centers. Report of a WHO meeting. World Health Organ Tech Rep Ser 1972; 498:1e25.

2. Edwards IR, Aronson JK. Adverse drug reactions: definitions, diagnosis, and management. Lancet. 2000;356(9237):1255-1259.

3. Alhawassi TM, Krass I, Bajorek BV, Pont LG (2014) A systematic review of the prevalence and risk factors for adverse drug reactions in the elderly in the acute care setting. Clin Interv Aging. 9:2079-2086.

4. Lehnert T, Heider D, Leicht H, et al. Review: health care utilization and costs of elderly persons with multiple chronic conditions. Med Care Res Rev. 2011; 68:387-420.

5. Shi Shaojun, Klotz Ulrich. Age-Related Changes in Pharmacokinetics Current Drug Metabolism. 2011, 12, 601-610.

6. Beijer HJM, De Blaey CJ. Hospitalisations caused by adverse drug reactions (ADR): a meta-analysis of observational studies. Pharm World Sci. 2002; 24:46-54.

7. Moore N, Lecointre D, Noblet C, Mabille M. Frequency and cost of serious adverse drug reactions in a department of general medicine. Br J Clin Pharmacol.1998;45:301-8.

8. Kongkaew C, Noyce PR, Ashcroft DM. Hospital admissions associated with adverse drug reactions: a systematic review of prospective observational studies. Ann Pharmacother. 2008 Jul;42(7):1017-25.

9. By the 2019 American Geriatrics Society Beers Criteria® Update Expert Panel.American Geriatrics Society 2019 Updated AGS Beers Criteria® for Potentially Inappropriate Medication Use in Older Adults. J Am Geriatr Soc. 2019 Jan 29.

10. O'Mahony D, O'Sullivan D, Byrne S, O'Connor MN, Ryan C, Gallagher P. STOPP/START criteria for potentially inappropriate pre- scribing in older people: version 2. Age Ageing. 2015;44(2):213-8.

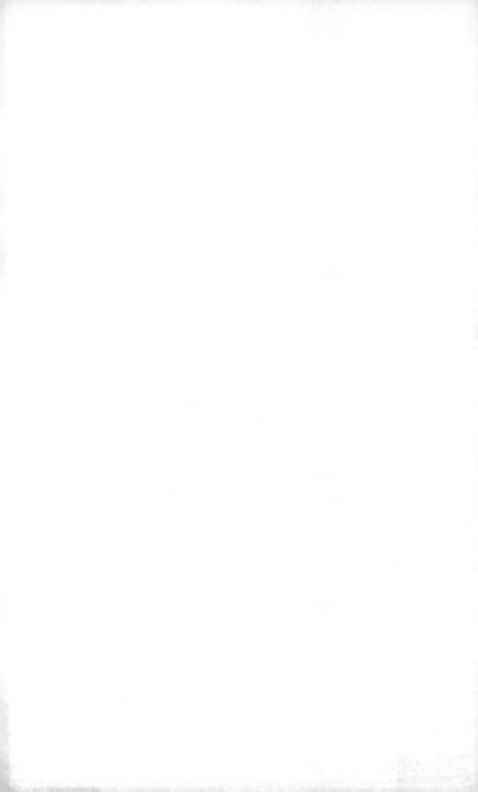

SEÇÃO 3

TEMAS RELEVANTES EM URGÊNCIAS E EMERGÊNCIAS GERIÁTRICAS

CAPÍTULOS

- **14** Prognóstico no idoso agudamente enfermo
- **15** Violência contra o idoso
- **16** Cuidados Paliativos na emergência
- **17** Perioperatório do idoso agudamente enfermo
- **18** Dor no idoso
- **19** Tratamento de pneumonia e infecção urinária no idoso com demência avançada
- **20** Anticoagulação e manejo de sangramento no idoso
- **21** Emergências cardiológicas no idoso e suas peculiaridades
    - **21.1** Dor torácica e síndromes coronárias agudas
    - **21.2** Síncope
- **22** Diretrizes e recomendações para o atendimento do paciente com Acidente Vascular Encefálico Isquêmico (AVC) na Unidade de Emergência – Hospital Sírio-Libanês
- **23** Riscos nutricionais no idoso agudamente enfermo
- **24** Suporte à alta hospitalar

14 Capítulo
Prognóstico no idoso agudamente enfermo

Luís Fernando Rangel
Luiz Antonio Gil Júnior

Introdução

- Idosos atendidos no Pronto Atendimento têm um prognóstico pior em relação aos mais jovens, apesar de precisarem de mais tempo em média para serem avaliados e serem internados com maior frequência.
- Sua satisfação com os serviços de emergência também é menor do que a da população geral e mais frequentemente precisam retornar para reavaliação médica.
- Diretrizes baseadas em evidência e consenso de especialistas foram criadas por associações de medicina de urgência e de geriatria para auxiliar o enfrentamento desses desafios. Nesse contexto, uma triagem eficiente de pacientes de maior risco para maus resultados clínicos é parte essencial de um protocolo de atendimento de idosos.
- A realização de uma avaliação global do idoso seria o ideal. No entanto, esse é um procedimento dispendioso e inviável nesse cenário diante de sua abrangência. Por isso, são necessários instrumentos rápidos e custo-efetivos de triagem.
- Um instrumento de avaliação do prognóstico de idosos no Pronto Atendimento deve ser preciso e de fácil aplicabilidade em diferentes perfis de população e de serviços de emergência. Além disso, deve ser pertinente em diversas situações tendo em vista a miríade de condições clínicas possíveis no ambiente de pronto-socorro.

Fatores de risco

- Independentemente do uso de instrumentos de avaliação de risco, há fatores que isoladamente se associam a pior prognóstico:
  - Multimorbidade;

- *Delirium* na avaliação inicial;
- Síndromes demenciais;
- Síndrome de fragilidade;
- Incapacidade de autocuidado;
- Idade maior ou igual a 85 anos;
- Desnutrição;
- Úlceras de decúbito;
- Distúrbios de equilíbrio;
- Baixo suporte social;
- Admissão hospitalar não planejada;
- Autoavaliação da saúde não favorável.
- Os principais desfechos utilizados nos estudos de prognóstico foram:
  - Mortalidade (6 semanas a 2 anos);
  - Institucionalização (1 ano);
  - Retornos ao Pronto Atendimento (7, 30 e 90 dias);
  - Queda funcional (30 e 90 dias).

Instrumentos de avaliação de risco

- Principais constructos desenhados para rastrear idosos sob risco de maus resultados clínicos:
  - Identification of Seniors at Risk (ISAR);
  - Triage Risk Screening Tool (TRST);
  - The Silver Code;
  - Variables Indicative of Placement risk (VIP);
  - Escala de fragilidade FRAIL;
  - Mortality Risk Index – Rowland;
  - Mortality Risk Index – Runciman.
- ISAR – Identification of Seniors at Risk:
  - Antes do problema de saúde que trouxe ao Pronto Atendimento, precisava do auxílio de alguém rotineiramente?
  - Após o início do problema de saúde que trouxe ao Pronto Atendimento, tem precisado de mais auxílio de alguém do que rotineiramente?
  - Foi hospitalizado por uma ou mais noites nos últimos seis meses (excetuando estadia em Pronto Atendimento)?
  - De maneira geral, tem dificuldade para enxergar?
  - De maneira geral, tem problemas significativos com a memória?
  - Toma mais de três medicações diariamente?
- A escala é pontuada a cada pergunta respondida com sim e, portanto, varia de 0 a 6 pontos.

Prognóstico do idoso em situações específicas

- **Sepse:** muito mais frequente e letal em idosos do que em jovens; também se associa a maior necessidade de reabilitação após a alta e mais frequentemente leva a institucionalização.

Capítulo 14 – Prognóstico no idoso agudamente enfermo

- **Pneumonia:** mais de 50% de todas pneumonias ocorrem em idosos; o risco de hospitalização em relação aos jovens é 6 vezes maior em idosos de comunidade maiores de 75 anos e 16 vezes maior em institucionalizados.
- **Influenza:** maior risco de doença severa com complicações; entre 70%-90% das mortes e 50%-70% das internações por Influenza ocorrem em maiores de 65 anos.
- **Síndrome coronariana aguda:** a idade é um dos principais fatores de risco para maus resultados; pacientes acima de 75 anos, têm pelo menos duas vezes maior chance de falecer; há maior risco de sangramento com a terapêutica anticoagulante e antiplaquetária; pacientes frágeis têm maior risco de morte, de internação prolongada e de sangramento; incapacidade funcional precedente é outro fator de risco adicional.
- **Acidente vascular encefálico:** idade é um dos principais fatores de risco para maus resultados; a idade é associada a maior morbidade, mortalidade, e maus resultados a longo prazo; maior chance de morte em dois meses e maior risco de institucionalização na alta hospitalar.
- **Trauma:** idade e multimorbidade são associados a maior mortalidade; o mais frequente uso de anticoagulantes e antiplaquetários explica em parte esse maior risco.
- **Sangramento digestivo alto:** idade é fator de risco independente para mortalidade intra-hospitalar.

Considerações finais
- Nenhum dos instrumentos citados apresenta acurácia excelente no rastreamento de idosos para risco para maus resultados clínicos após avaliação em Pronto Atendimento.
- O ISAR é a escala mais estudada na literatura, mas apresenta limitações que ainda estão sendo contornadas em novos trabalhos científicos que propõe adaptações no constructo original.
- A busca por instrumentos mais eficazes e que sejam capazes de incorporar a complexidade de pacientes com múltiplas doenças e condições clínicas deve continuar.
- Dentre os diversos fatores de risco identificados na literatura médica para maus resultados, vários estão ligados a síndromes geriátricas. O médico do Pronto Atendimento deve estar sempre atento para identificar tais condições clínicas, independente do uso de instrumentos prognósticos.
- Instrumentos para determinar prognóstico em condições clínicas específicas (por exemplo, em insuficiência cardíaca) devem ser utilizados em conjunto para uma melhor acurácia no prognóstico de desfechos clínicos em idosos.

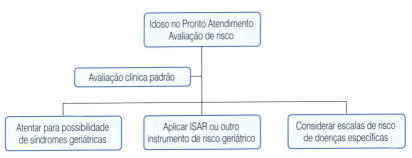

Fluxograma 14.1. Fluxograma de atendimento do idoso em ambiente de urgência.

Referências bibliográficas

1. Carpenter CR1, Shelton E, Fowler S, Suffoletto B, Platts-Mills TF, Rothman RE, Hogan TM. Risk factors and screening instruments to predict adverse outcomes for undifferentiated older emergency department patients: a systematic review and meta-analysis. Acad Emerg Med. 2015 Jan;22(1):1-21.

2. McCusker J, Bellavance F, Cardin S, Trepanier S, Verdon J, Ardman O. Detection of older people at increased risk of adverse health outcomes after an emergency visit: the ISAR screening tool. J Am Geriatr Soc 1999;47:1229-37.

3. Meldon SW, Mion LC, Palmer RM, et al. A brief risk-stratification tool to predict repeat emergency department visits and hospitalizations in older patients discharged from the emergency department. Acad Emerg Med 2003;10:224-32.

4. Di Bari M, Balzi D, Roberts AT, et al. Prognostic stratification of older persons based on simple administrative data: development and validation of the "Silver Code", to be used in emergency department triage. J Gerontol A Biol Sci Med Sci 2010;65:159-64.

5. Vandewoude MF, Geerts CA, Paridaens KM, d'Hooghe AH. A screening tool for activating liaison geriatrics in general hospitals: the "Variable Indicative of Placement Risk." Eur J Geriatrics 2008;10:120-6.

15 Capítulo
Violência contra o idoso

Pedro Kallas Curiati

Flávia Campora

Definição
- *U. S. National Academy of Sciences* (2003):
  - Ações intencionais de cuidador ou indivíduo com laços de confiança que causem dano ou criem sério risco de dano a idoso vulnerável; ou
  - Falha de cuidador em satisfazer as necessidades básicas do idoso ou protegê-lo de dano.
- *"Ato único ou repetido, pela ação ou pela falta de uma atuação apropriada, ocorrendo dentro de uma relação onde há laços de confiança que causam dano ou angústia ao idoso" (Action on Elder Abuse 1995-UK).*
- Estatuto do Idoso: *"...qualquer ação ou omissão praticada em local público ou privado que lhe cause morte, dano ou sofrimento físico ou psicológico".*
- Pilares:
  - Ocorrência de dano;
  - Privação ou perigo desnecessário;
  - Responsabilidade de uma pessoa com laços de confiança por causar ou falhar em prevenir o dano.

Tipos
- Violência física: atos com a intenção de causar lesão ou dor físicas; uso da força física para compelir os idosos a fazerem o que não desejam, para feri-los, provocar-lhes dor, incapacidade ou morte.
- Violência verbal ou psicológica: atos com a intenção de causar prejuízo ou dor emocionais; imposição de estresse mental envolvendo ações e ameaça que causem medo de violência, isolamento, privação

e sentimentos de vergonha e falta de força; agressões verbais ou gestuais com o objetivo de aterrorizar os idosos, humilhá-los, restringir sua liberdade ou isolá-los do convívio social.

- Violência sexual: contato sexual não consentido de qualquer maneira.
- Exploração financeira: apropriação indevida de dinheiro ou propriedade; exploração imprópria ou ilegal dos idosos ou ao uso não consentido por eles de seus recursos financeiros e patrimoniais.
- Negligência: falha do cuidador (responsável familiar ou contratado) em suprir as necessidades de idoso dependente.

Fatores de risco
- Dependência funcional;
- Saúde física precária;
- Estado mental comprometido;
- Baixa renda;
- Isolamento social;
- Sexo feminino;
- Doenças psiquiátricas e abuso de álcool.

Sinais de alarme
- Lacerações, abrasões, hematomas e queimaduras de origem mal explicada e em localização não usual como face, pescoço, dorso, planta dos pés (lesões de pele são comuns na ausência de violência, principalmente nos braços e no dorso das mãos);
- Fraturas de ossos longos em espiral e fraturas acometendo outras regiões que não o punho, o quadril e as vértebras em idoso que não seja etilista;
- Fraturas em mandíbula e no osso zigomático (fraturas em órbita e ossos nasais ocorrem mais comumente com queda na ausência de violência);
- Observação direta de abuso verbal, sinais de intimidação, depressão, ansiedade e isolamento do idoso em relação a amigos e familiares previamente considerados de confiança;
- Inconsistência na história do idoso com a de familiares e/ou do cuidador;
- Desnutrição, desidratação, úlceras de pressão e higiene precária;
- Dor na região anogenital, evidência de doença venérea na cavidade oral ou na região anogenital, sangramento vaginal ou retal e lacerações ou hematomas em vulva, abdômen e mamas;
- Perda da capacidade de pagar por serviços médicos, medicamentos, comida e produtos para a casa;
- Transferência de propriedade por idoso que não tem capacidade de consentir com tal ato também.

Rastreamento

- *U.S. Preventive Services Task Force*: evidências atuais são **insuficientes** para indivíduos assintomáticos. Não há definição universal ou instrumento que avalie todas as dimensões e principalmente não há nenhum consenso do encaminhamento necessário e benefícios.
- *American Medical Association* (AMA) e *American Academy of Neurology*: rastreamento recomendado para indivíduos com idade superior ou igual a 65 anos.
- Abordagem recomendada:
  - Você se sente seguro aonde vive?
  - Quem prepara a sua comida?
  - Quem administra suas finanças?
  - Questionamento adicional conforme respostas das perguntas anteriores.
  - Em caso de comprometimento cognitivo e/ou sinais de medo e apreensão, a informação poderá ser corroborada por achados do exame físico ou ser obtida de pessoas cuja motivação não esteja sendo questionada.
- Avaliação de casos suspeitos:
  - Anamnese;
  - Exame clínico;
  - Avaliação geriátrica ampla abrangendo cognição, funcionalidade e estado mental.

Intervenções

- Problema de notificação compulsória – como doenças contagiosas – não precisa de consentimento. Em casos bem definidos é obrigatória a notificação.
- Intervenções médicas, sociais e legais podem ser oferecida quando for identificado um caso de violência contra o idoso.
- O sucesso das iniciativas depende muitas vezes de caráter interdisciplinar, trabalho continuado, uso de recursos da comunidade e alocação de recursos.
- A vítima poderá recusar as intervenções oferecidas se for capaz de entender e consentir (em caso de autonomia comprometida, medidas judiciais podem ser adotadas para garantir a proteção necessária).
- Papel do médico:
  - Reconhecer a violência contra o idoso;
  - Conhecer os recursos disponíveis;
  - Fazer referência e coordenar o uso dos recursos;
  - Tratar consequências físicas relacionadas a questão da violências.
- Canais para atendimento e denúncia de qualquer tipo de violência contra idosos na cidade de São Paulo podem ser encontrados no site https://www.prefeitura.sp.gov.br/cidade/secretarias/direitos_humanos/idosos/links_uteis/index.php?p=151357.

Prevenção
- Linhas de atendimento telefônico (*helplines*) para indivíduos que buscam informação e assistência sobre violência contra o idoso.
- Medidas direcionadas para orientar, capacitar e aliviar a sobrecarga do cuidador, como serviços de limpeza da casa e preparação de refeições, centros dia e grupos de suporte.
- Programas de manejo do dinheiro direcionados para indivíduos vulneráveis, socialmente isolados e com comprometimento cognitivo.
- A provisão de abrigos de emergência.

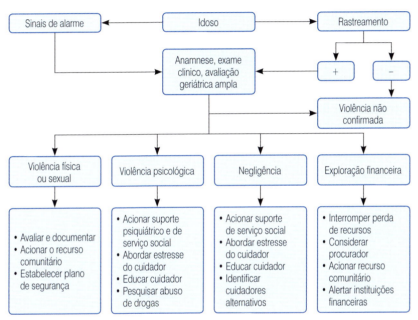

Fluxograma 15.1. Principais etapas na avaliação e no manejo do idoso potencialmente vítima de violência.

Referências bibliográficas

1. Pillemer K, Burnes D, Riffin C, Lachs MS. Elder Abuse: Global Situation, Risk Factors, and Prevention Strategies. The Gerontologist 56(S2):S194-S205, 2016.
2. Halphen JM, Dyer CB. Elder mistreatment: Abuse, neglect, and finantial exploitation. UpToDate. Disponível na internet: www.uptodate.com (janeiro de 2017).
3. Lachs MS, Pillemer KA. Elder Abuse. The New England Journal of Medicine 373(20):1947-56, 2015.
4. O´Brien JG. Screening for Elder Abuse and Neglect. Journal of the American Geriatrics Society 63(8):1689-91, 2015.

16 Capítulo

Cuidados Paliativos na emergência

Luiz Filipe Gottgtroy Lopes de Carvalho

Luis Alberto Saporetti

Introdução e definição de Cuidados Paliativos

Nos próximos anos, veremos no Brasil, não só um aumento da expectativa de vida e do número de idosos, mas também uma maior proporção de idosos na população geral e maior prevalência de doenças cronicodegenerativas. Muitas dessas doenças com um perfil crônico de morbidade, representarão um grande desafio aos serviços de saúde, principalmente aos serviços de urgência e emergência.

Uma das estratégias para lidar com esse problema, pode ser o conhecimento e aplicação de saberes provenientes dos Cuidados Paliativos. Segundo a OMS os Cuidados Paliativos são definidos como uma abordagem que visa melhorar a qualidade de vida de pacientes e familiares no contexto de uma doença ameaçadora de vida, por meio da prevenção e/ou alívio de sofrimento. Para isso, deve-se fazer identificação precoce, avaliação correta e impecável, além de tratar dores e outros problemas físicos, sociais, espirituais e psíquicos.

Autonomia do idoso com transtorno neuropsiquiátrico

Idosos que tenham um comprometimento cognitivo secundário a transtornos neuropsiquiátricos (p. ex.: síndromes demenciais, sequelas cognitivas graves, doenças neurodegenerativas, etc.) podem apresentar-se sem condição de participar de seu planejamento de cuidados em momentos avançados da doença. Por esse motivo, tão logo seja feito o diagnóstico deve-se discutir com pacientes e familiares questões relevantes do fim de vida e até mesmo a eleição de um representante do paciente caso esse não consiga tomar decisões.

No Pronto Atendimento, ao lidar com paciente portador dessa condição, deve-se acessar a capacidade de tomar decisões do paciente. Sugerimos o mnemônico CURVES, para auxiliar na avaliação da capacidade de tomada de decisão (Tabela 16.1).

Tabela 16.1. Método C.U.R.V.E.S para acessar na emergência a capacidade de tomada de decisão

Comunicação ("**C**hoose and communicate")	O paciente consegue escolher e comunicar suas preferências (verbalmente, escrito ou sinais)?
Entendimento ("**U**nderstanding")	O paciente consegue entender os riscos, benefícios, alternativas e intervenções propostas?
Raciocínio ("**R**eason")	O paciente consegue raciocinar, argumentar e explicar suas escolhas?
Valores ("**V**alue")	A decisão do paciente está de acordo com seus valores e sua história?
Caso o paciente não tenha capacidade de tomada de decisão, posso prover atendimento de urgência, baseado na melhor prática disponível e com intervenções razoáveis (consentimento presumido) se:	
Emergência ("**E**mergency")	Existe um risco grave e iminente ao bem-estar do paciente.
Representante ("**S**urrogate")	Não há nenhum familiar ou representante legal presente, ou documento detalhando os desejos do paciente e não há tempo para consulta de comitês de ética.

Fonte: Adaptado de Chow GV, Czarny MJ, Hughes MT, Carrese JA. CURVES: a mnemonic for determining medical decision-making capacity and providing emergency treatment in the acute setting. Chest. 2010 Feb;137(2):421-7.

Após a avaliação, deve-se proceder ao tratamento e medidas necessárias de acordo com o discutido e com os valores e preferências do próprio paciente. Caso não se chegue a uma conclusão satisfatória para todas as partes, deve-se, estabilizar o paciente clinicamente e acionar equipe de especialista (Cuidados Paliativos, por exemplo) no hospital, para a discussão desses temas durante a internação.

Nas situações em que não haja consenso na proporcionalidade de medidas instituídas, pode-se lançar mão da estratégia de teste terapêutico (ou *"trial")*, que consiste em propor intervenções específicas, com definição de um tempo limite para reavaliação. Por exemplo, entrar com antibioticoterapia e aguardar resposta clínica em 48-72 horas; não se obtendo a resposta esperada, suspende-se o antibiótico e prioriza-se medicações para controle de sintomas e conforto.

Tratamento de suporte artificial de vida

Em casos de doenças cronicodegenerativas graves, o uso de medidas que prolonguem artificialmente a vida sem interferir na doença de base, como ressuscitação cardiopulmonar, ventilação mecânica, hemodiálise, marca-passo cardíaco, antibióticos, hidratação e nutrição artificiais devem ser bem avaliadas e discutidas com o paciente e/ou familiares/ representantes legais.

De acordo com o Código de Ética Médica de 2010, art. 41, "nos casos de doença incurável e terminal, deve o médico oferecer todos os cuidados paliativos disponíveis sem empreender ações diagnósticas ou terapêuticas inúteis ou obstinadas, levando sempre em consideração a vontade expressa do paciente ou, na sua impossibilidade, a de seu representante legal".

Desse modo, tanto a não introdução ou não aumento de medidas de suporte artificial *("withhold")*, como sua suspensão ou retirada *("withdraw")*, são permitidas e eticamente aceitas, desde que haja um consenso entre equipe e paciente/familiares e que se garanta um bom controle de sintomas e sofrimento do paciente.

Apesar de não haver diferença ético-legal, há uma maior dificuldade na aceitação da retirada de suporte artificial do que da não introdução, principalmente pela percepção de que se está acelerando o processo de falecimento. Na verdade, com as práticas acima, o que acontece é um retorno ao processo natural de falecimento e não uma abreviação, distinguindo-se dos processos de Eutanásia e Suicídio Assistido, ambos proibidos na legislação brasileira.

Controle de sintomas prevalentes

No contexto de uma doença cronicamente grave, em estágio avançado, alguns sintomas são bastante prevalentes e causam muito sofrimento. A Tabela 16.2 traz alguns desses sintomas e as condutas mais adequadas em Pronto Atendimento.

Tabela 16.2. Principais sintomas em fases avançadas de doenças

Sintoma	Conduta medicamentosa	Reavaliação	Conduta não medicamentosa
Dor	Dor leve: analgésico simples (dipirona 1.000 mg EV); considerar AINE, conforme o caso	Após 30-40 minutos; Caso haja remissão da dor, manter de horário conforme medicação utilizada; Caso mantenha dor, considerar utilizar a medicação e dose do passo seguinte.	Avaliação fisioterápica; Terapia manual; Terapia elétrica; Calor/frio local; Posicionamento no leito; Ambiente calmo; Acupuntura.
	Dor moderada: opioide fraco (tramadol 25-50 mg EV) ou opioide forte em dose baixa (morfina 1-2 mg EV) + analgésico simples		

Continua...

Tabela 16.2. Principais sintomas em fases avançadas de doenças – continuação

Sintoma	Conduta medicamentosa	Reavaliação	Conduta não medicamentosa
Dor	Dor forte: opioide forte em dose moderada (morfina 3-4 mg EV) + analgésico simples	Após 20-30 minutos; Caso haja remissão da dor, manter de horário (4/4 h); Caso mantenha dor, repetir dose; Após nova reavaliação (em 20-30 minutos), considerar aumento da dose.	Avaliação fisioterápica; Terapia manual; Terapia elétrica; Calor/frio local; Posicionamento no leito; Ambiente calmo; Acupuntura.
Dispneia	Opioide forte em dose baixa (morfina 1-2 mg EV); Se ansiedade: Considerar BZD de ação curta; Tratamento específico proporcional ao estado atual da doença (broncoespasmo, edema agudo, derrame pleural, obstrução de via aérea, etc.).	Em 20-30 minutos; Caso ainda esteja com dispneia, repetir dose; Caso mantenha dispneia, considerar opioide em infusão contínua (morfina 0,5 mg/h); Após controle do sintoma, manter medicação de horário.	Oxigenoterapia (se hipoxemia sintomática); Ambiente calmo Considerar ventilação não invasiva; Posicionamento no leito; Ventilador de mão.
Agitação psicomotora	Neurolépticos: haloperidol 1-2 mg EV; Caso também se queira efeito sedativo, considerar clorpromazina (12,5 mg EV); Pensar em causas orgânicas potencialmente reversíveis (distúrbios metabólicos, infecção, etc.).	Em 30-40 minutos; Caso ainda esteja agitado, repetir dose; Após nova reavaliação, considerar aumento de dose; Após controle do sintoma, manter medicação de horário.	Ambiente calmo; Acompanhantes conhecidos; Uso de próteses (dentária, ocular, auditiva); Evitar invasões desnecessárias (sondas, catéteres, acessos).

AINE = anti-inflamatório não esteroidal; EV = endovenoso; BZD = benzodiazepínico.

📖 Referências bibliográficas

1. Currow DC, Portenoy RK, Kaasa S, Fallon MT, Cherny NI. Oxford Textbook of Palliative Medicine. Fifth edition. 2015.
2. Código de Ética Médica. Resolução CFM Nº 1.931.
3. Chow GV, Czarny MJ, Hughes MT, Carrese JA. CURVES: a mnemonic for determining medical decision-making capacity and providing emergency treatment in the acute setting.Chest. 2010 Feb;137(2):421-7.
4. WHO - World Health Organization. WHO Definition of Palliative Care, 2002. Disponível na internet: http://www.who.int/cancer/palliative/definition/en/.

17 Capítulo

Perioperatório do idoso agudamente enfermo

Maria do Carmo Sitta
Adriana Nunes Machado
Christian Valle Morinaga

O envelhecimento populacional é um fenômeno mundial e exige uma melhor adaptação do serviço de saúde ao atender as necessidades do idoso agudamente enfermo. Idosos que necessitam de Pronto Atendimento por uma doença cirúrgica trazem questões relacionadas ao envelhecimento que os tornam propensos a complicações, internação prolongada e perda funcional.

Cuidados pré-operatórios

Avaliação pré-operatória multidimensional

A avaliação pré-operatória permite estimar riscos e os relacionar com o benefício potencial do tratamento cirúrgico, rastrear descompensação clínica, atuar na prevenção e no diagnóstico precoce de complicações pós-operatórias, bem como programar os caminhos para a reabilitação.

Avaliação deve ser multidimensional contemplando aspectos cardiovasculares, pulmonares, renais, hepáticos, endócrinos, tromboembolismo venoso, funcionalidade e história de quedas (ver Capítulo 8), avaliação da fragilidade, cognição e de risco para *Delirium*, estado nutricional e revisão completa de medicações em uso, incluindo vitaminas, suplementos e fitoterápicos. Deve-se garantir que os medicamentos de rotina adequados sejam administrados e que os não apropriados ou essenciais sejam suspensos (ver Capítulo 13).

É possível utilizar várias escalas para estimar o risco perioperatório e nesse contexto da emergência optamos por sugerir a escala proposta pelo Americam College of Surgeons (ACS) que usa a base de dados da National Surgical Quality Improvement Program (NSQIP) para desenvolver Surgical Risk Calculator (SRC). Dados de fácil acesso pela história clínica e exames simples, tais como a cirurgia proposta, idade, sexo, função renal, dependência nas atividades de vida diária, índice de massa corporal (IMC) e classificação pelo ASA (American Society of Anesthesiologists) (Tabela 17.1) podem prever complicações cardíacas, pneumonia, infecção do sítio cirúrgico, infecção urinária, tromboembolismo venoso, piora da função renal, reinternação, reabordagem cirúrgica, morte ou perda funcional importante. Essa calculadora considera o risco diferenciado da emergência e avaliação subjetiva do cirurgião sobre o grau de dificuldade do caso específico, que pode

Tabela 17.1. Sistema de classificação de *status* físico da ASA – aprovado pela ASA (Sociedade Americana de Anestesia) em 15/10/2014 – sem mudança nas definições em 2018, apenas atualizados os exemplos

Classificação ASA	Definição	Exemplos (incluem os abaixo, mas não se limitam a esses)
ASA I	Paciente saudável e hígido	Saudável, não tabagista, consumidor mínimo de álcool (< etilismo social)
ASA II	Paciente com doença sistêmica leve	Doenças leves, sem limitação funcional significativa. Tabagismo ativo, etilismo social, gravidez, obesidade (30 < IMC < 40), DM ou HAS bem controladas, doença pulmonar leve
ASA III	Paciente com doença sistêmica grave	Limitação funcional significativa; uma ou mais doenças moderadas a graves. DM ou HAS mal controladas, DPOC, obesidade mórbida (IMC ≥ 40), hepatite em atividade, dependência ou abuso de álcool, marca-passo, redução moderada da FE, DRCd com diálises regulares, > três meses de evento cardiovascular: AVE, AIT, IAM, DAC, angioplastia/*stent*
ASA IV	Paciente com doença sistêmica grave em constante ameaça a vida	≤ três meses de evento cardiovascular: AVE, AIT, IAM, DAC, angioplastia/*stent*; angina ou disfunção valvar aguda, redução grave da FE, sepse, CIVD, SDRA, ou DRC sem diálises regulares
ASA V	Paciente moribundo ou do qual não se espera sobreviver sem a cirurgia	Aneurisma roto abdominal/torácico, politrauma, sangramento intracraniano com efeito de massa, isquemia mesentérica com patologia cardíaca significativa ou disfunção múltipla de órgãos/sistemas
ASA VI	Paciente com morte encefálica, para doação de órgãos	

*A adição da letra "E" denota cirurgia de emergência (definida como ameaça à vida ou perda de membro, caso postergada).
AIT = acidente isquêmico transitório; AVE = acidente vascular encefálico; CIVD = coagulação intravascular disseminada; DAC = doença arterial coronária; DM = diabetes *mellitus*; DPOC = doença pulmonar obstrutiva crônica; DRCd = doença renal crônica dialítica; FE = fração de ejeção; HAS = hipertensão arterial sistêmica; IAM = infarto agudo do miocárdio; IMC = índice de massa corporal; SDRA = síndrome do desconforto respiratório agudo.
Fonte: Adaptado de https://www.asahq.org/resources/clinical-information/asa-physical-status-classification--system, acessado em 11/11/2018.

Capítulo 17 – Perioperatório do idoso agudamente enfermo

aumentar o risco em 1 ou 2 desvios-padrão. Uso online é gratuito pelo site https://riskcalculator.facs.org/.

A intenção da calculadora de risco do ACS NSQIP é fornecer informações de risco precisas, centradas no paciente e auxiliar paciente e cirurgião a compartilhar tomada de decisão. Identifica pacientes com risco de complicação mais alto que o habitual e ajuda a planejar intervenções para minimizar esse risco.

Prevenção de tromboembolismo venoso (TEV)

O idoso tem alto risco para TEV nas cirurgias de médio e grande porte, e torna a prevenção adequada essencial para o sucesso do perioperatório.

Primeiro passo é avaliar o grau de mobilidade do idoso e estratificar o risco para TEV (Figura 17.1 e Tabela 17.2).

Segundo passo, verificar se há risco aumentado de sangramento ou contraindicação para o uso de heparina (Tabela 17.3).

Terceiro passo, optar pelo melhor tratamento (Tabela 17.4).

Nos pacientes com fatores de risco e função renal instável ou alterada (*Clearance* de creatinina < 30 mL/min) é possível utilizar heparina não fracionada (5.000 UI 2-3 × dia) e monitorar o INR. Quando houver aumento do INR a dose pode ser ajustada.

O risco de sangramento é maior em pacientes com antecedentes de coagulopatia, geralmente, por deficiência genética dos fatores da cascata de coagulação (p. ex.: hemofilia, doença de von Willebrand), plaquetopenia ou uso de drogas que interfiram na agregação plaquetária. Em geral, é possível observar alterações no coagulograma ou antecedente de hemorragia em outros procedimentos cirúrgicos ou odontológicos.

Deve-se atentar ao uso frequente de warfarina, antiplaquetário (ex.: clopidogrel, AAS), inibidor direto da trombina (p. ex.: dabigatrana) e inibidor direto do fator Xa (rivaroxabana) que podem não ser relatados em casos de alteração do nível de consciência ou ausência de informante qualificado. O tromboelastograma é útil para identificar a o efeito da rivaroxabana, dabigatrana e de agentes antiplaquetários como o clopidogrel.

Recomenda-se que pacientes com sangramento ou patologia com alto risco de sangramento só iniciem a profilaxia farmacológica nos pós-operatório, quando cessar o risco hemorrágico. O mesmo é recomendado quando o sangramento intraoperatório compromete o sucesso do ato cirúrgico, especialmente em cirurgias neurológicas, oftalmológicas, otorrinolaringológicas e de cabeça e pescoço. Nesses casos, é preferível iniciar apenas a profilaxia não farmacológica no pré-operatório.

A associação de medidas farmacológicas e não farmacológicas é recomendável para os pacientes de risco moderado a alto.

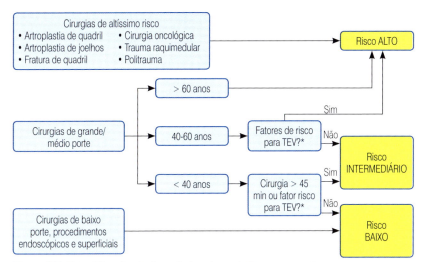

Figura 17.1. Estratificação de risco de tromboembolismo venoso*.
Fonte: *Adaptado de Maffei FHA, Caiafa JS, Ramacciotti E, Castro AA. Normas de orientação clínica para prevenção, diagnóstico e tratamento da trombose venosa profunda SBACV. J Vasc Br 2005, Vol. 4, Supl.3S.

Tabela 17.2. Fatores de risco para TEV*

• Acidente vascular encefálico	• Infecção
• Câncer	• Insuficiência arterial
• Cateteres	• Internação em UTI
• Doença inflamatória intestinal	• Obesidade
• Doença respiratória grave	• Paresia/paralisia de membro
• Doença reumática ativa	• Quimio/hormonioterapia
• Gravidez e puerpério	• Reposição hormonal
• Tabagismo	• Contraceptivo oral
• História prévia de TEV	• Síndrome nefrótica
• Infarto agudo do miocárdio	• Trombofilias
• Insuficiência cardíaca classe III ou IV • ICC classe III ou IV	• Varizes/insuficiência venosa

* Fatores usados para estratificação de risco no algoritmo – Figura. 17.1.
Fonte: Adaptado de National Institute for Health and Clinical Excellence (2010) Venous thromboembolism: reducing the risk of venous thromboembolism (deep vein thrombosis and pulmonary embolism) in patients admitted to hospital. NICE clinical guideline 92. London: National Institute for Health and Clinical Excellence http://www.nice.org.uk/guidance/CG92.

Tabela 17.3. Contraindicações à heparina

• Sangramento ativo	• Possível bloqueio espinhal próximas 12 horas
• Alto risco para sangramento	• Punção lombar nas últimas 4 horas
• Anticoagulação sistêmica	• Alergia a heparina
• Coagulopatia (INR > 1,3 ou TTPa > 1,3)	• Cirurgia craniana ou ocular < 2 semanas
• Plaquetopenia < 100.000	

Tabela 17.4. Profilaxia farmacológica e não farmacológica para TEV

Risco baixo	Risco moderado	Risco alto
Medidas não farmacológicas:	Medidas farmacológicas:	Medidas farmacológicas:
• Movimentação ativa de MMII	• Enoxaparina 20 mg SC 1 ×/d	• Enoxaparina 40 mg SC 1 ×/d
• Deambulação precoce	• Nadroparina 0,3 mL SC 1 ×/d	• Nadroparina 0,6 mL SC 1 ×/d
• Meias elásticas de média compressão até as coxas ou	• Dalteparina 2.500 UI SC 1 ×/d	• Dalteparina 5.000 UI SC 1 ×/d
• Compressão pneumática intermitente	• Heparina 5.000 UI SC 2 ×/d	• Heparina 5.000 UI SC 3 ×/d

Avaliação cognitiva

No pré-operatório, é importante detectar um declínio cognitivo crônico ou demência, pois estratifica o risco de *delirium* e facilita o seu diagnóstico no pós-operatório. Avaliação cognitiva só pode ser realizada quando o indivíduo se encontra consciente, alerta e sem *delirium* identificável. Utilizamos um instrumento rápido e padronizado o 10-CS (*10- Point Cognitive Screener* – Figura 17.2).

Fragilidade e suas implicações

Fragilidade é caracterizada por uma reserva fisiológica e resistência a estresse baixos, que leva o indivíduo a uma maior vulnerabilidade a desfechos de saúde adversos. Mostra-se um preditor de risco independente para eventos adversos no perioperatório, internação prolongada, perda funcional e institucionalização em pacientes idosos cirúrgicos. O instrumento *Frail Score* mostra-se adequado para uso no Pronto Atendimento do idoso e é utilizado como rastreamento para fragilidade nesse serviço (Tabela 17.5).

10-CS
10-POINT COGNITIVE SCREENER

Nome: _____ Data: _____
Sexo: _____ Idade: _____ Escolaridade: _____
Administrado por: _____

ORIENTAÇÃO

Em que ano estamos?	0	1
Em que mês estamos?	0	1
Que dia do mês é hoje?	0	1

APRENDIZADO

Agora eu vou dizer o nome de 3 objetos para você memorizar. Assim que eu terminar repita os 3 objetos. (até 3 tentativas se necessário)

VERSÃO A	VERSÃO B	VERSÃO C	
óculos	chapéu	relógio	
caneta	moeda	chave	Não pontua
martelo	lanterna	vassoura	

FLUÊNCIA VERBAL

Agora eu quero que você me diga o maior número de animais que conseguir, o mais rápido possível. Vale qualquer tipo de animal ou bicho. Eu vou marcar o tempo no relógio e contar quantos animais você consegue dizer em 1 minuto.

1. _____	11. _____	21. _____	ANIMAIS	
2. _____	12. _____	22. _____	0-5	0
3. _____	13. _____	23. _____	6-8	1
4. _____	14. _____	24. _____	9-11	2
5. _____	15. _____	25. _____	12-14	3
6. _____	16. _____	26. _____	≥ 15	4
7. _____	17. _____	27. _____		
8. _____	18. _____	28. _____		
9. _____	19. _____	29. _____		
10. _____	20. _____	30. _____		

EVOCAÇÃO

Agora me diga quais eram os 3 objetos que eu pedi para você memorizar.

VERSÃO A	VERSÃO B	VERSÃO C		
óculos	chapéu	relógio	0	1
caneta	moeda	chave	0	1
martelo	lanterna	vassoura	0	1

Ajuste para Escolaridade (10-CS-Edu)

- Sem escolarização formal: + 2 pontos (máximo de 10)
- 1-3 anos de escolaridade: + 1 ponto (máximo de 10)

Interpretação do 10-CS-Edu

- ≥ 8 pontos: Normal
- 6-7 pontos: Comprometimento Cognitivo Possível
- 0-5 pontos: Comprometimento Cognitivo Provável

10-CS: _____

10-CS-Edu: _____

Referências

Apolinario D et al. Using temporal orientation, category fluency, and word recall for detecting cognitive impairment: the 10-point cognitive screener (10-CS). Int J Geriatr Psychiatry. 2016 Jan; 11(1) 4-12.

Fortes-Filho SQ et al. Predicting delirium after hip fracture with a 2-min cognitive screen: prospective cohort study. Age Ageing. 2016 [Epub ahead of print]

Figura 17.2. *10-Point Cognitive Screener.*

Tabela 17.5. *Frail Score*

Sinais e sintomas	Questões
Fadiga	Você se sente fadigado?
Resistência a atividade baixa	Você pode subir um andar de escadas?
Andar/marcha	Você pode caminhar por uma quadra? 100 m?
Comorbidades	Você tem mais de 5 doenças?
Perda de peso	Você perdeu mais de 5% do seu peso nos últimos 6 meses?
Fragilidade: 3 ou mais respostas positivas	
Pré-fragilidade: 1 a 2 respostas positivas	
Orientações para a síndrome de fragilidade	
Tratamento das doenças de base	
Fisioterapia motora em pacientes internados	
Suporte nutricional adequado, em especial oferta proteica	
Não frágil ou robustez: 0 resposta positiva	

Cuidados no pós-operatório

São complicações particularmente comuns no pós-operatório de pacientes geriátricos: *delirium*, complicações pulmonares, quedas, desnutrição, infecções urinárias, úlcera por pressão e declínio funcional.

Prevenção de *delirium* no perioperatório

O *delirium* é caracterizado por alteração da consciência, dificuldade de manter a atenção, piora da cognição basal, pensamento desorganizado, e pode estar associado a distúrbios da percepção. Desenvolve-se em curto período (de horas a dias) com tendência a flutuação ao longo do dia. É desencadeado por disfunção fisiológica, intoxicação por substâncias ou efeito adverso de medicamentos. Em relação a atividade psicomotora o *delirium* pode ser descrito como hiperativo, quando há agitação e recusa em cooperar ou hipoativo, quando o indivíduo fica lentificado ou sonolento. Na forma mista de atividade há alternância entre hipo e hiperatividade (ver Capítulo 10). Uma das ferramentas utilizadas no diagnóstico é o CAM short form (Tabela 17.6).

Tabela 17.6. CAM *short form – Confusion Assessment Method*

1. Início agudo e curso flutuante – 0 ausente / 1 presente
2. Distúrbio de atenção: 0 ausente / 1 leve / 2 evidente
3. Pensamento desorganizado: 0 ausente / 1 leve / 2 evidente
4. Alteração do nível de consciência: 0 ausente / 1 leve / 2 evidente
Sugere *delirium* resposta positiva as questões 1 e 2, associada a presença de 3 ou 4.
Pontuação: 0 (ausente), 1 (leve), 2 (moderado), ou 3-7 (grave) pontos

Delirium pode ser considerado um marcador de gravidade, está associado a piores resultados cirúrgicos, internação prolongada, declínio funcional, aumento da institucionalização e da mortalidade, além de aumento de custos e de utilização de recursos.

Os fatores de risco para *delirium* podem ser divididos entre aqueles que aumentam a vulnerabilidade do indivíduo e os que precipitam o distúrbio (fatores clínicos e ambientais). São pacientes de maior risco aqueles com idade > 65 anos, demência ou declínio cognitivo, déficit visual ou auditivo, doença aguda grave ou infecção.

É possível prevenir o *delirium* atuando em adaptações ambientais e otimizando diagnóstico e tratamento de alterações clínicas, controle da dor, nutrição, hidratação, oxigenação adequada, remoção de cateteres, prevenção de obstipação intestinal, monitorar síndrome de abstinência, minimizar medicações psicoativas, evitar medicações potencialmente inapropriadas para o idoso. Preconizamos a utilização rotineira de oxigenoterapia (2 L/min) nas primeiras 48 horas no pós-operatório mesmo quando o indivíduo não apresenta sinais de dispneia ou descompensação respiratória. Essa medida colabora para manter estável a saturação de oxigênio e associada à boa hidratação, analgesia e níveis adequados de eletrólitos e de hemoglobina mostram-se efetivos na prevenção do *delirium* pós-operatório (Tabela 17.7).

Tabela 17.7. Orientações para profilaxia e tratamento de *delirium*

Intervenções não farmacológicas

Educação continuada sobre *delirium* direcionada para profissionais de saúde
Intervenções multidisciplinares e multifatoriais não farmacológicas que incluem:
• Orientar e solicitar a presença de familiares ou cuidadores
• Evitar a privação sensorial: manter o uso de óculos e prótese auditiva
• Evitar ambientes com iluminação excessiva ou precária e com poluição sonora
• Manter orientação temporal e espacial com uso de relógios e calendários no ambiente
• Realizar medidas para higiene do sono
• Atividade física diária, evitar contenção mecânica e restrição no leito
• Evitar e/ou retirar, assim que possível, sondas e cateteres
• Mobilização e reabilitação precoces, evitar imobilização prolongada no leito
• Uso apropriado de medicamentos (Critérios de Beers)
• Cuidados com nutrição e hidratação
• Controle da dor
• Oxigenação adequada
• Prevenção de constipação intestinal

Tratamento farmacológico

Em caso de agitação intensa: Haloperidol - iniciar 0,5 a 1 mg EV/IM/SC/VO. Reavaliar após 15 – 60 min e dobrar a dose caso necessário. Para uso de horário, a dose inicial é de 1 a 3 vezes ao dia. Há risco de aumento do intervalo QT com dose > 35 mg/dia ou via endovenosa. Alternativas: Risperidona, Olanzapina ou Quetiapina

Fonte: Adaptado de Clinical practice guideline for postoperative *delirium* in older adults, J Am Geriatr Soc. 2015.

Capítulo 17 – Perioperatório do idoso agudamente enfermo

O tratamento do *delirium* está baseado em dois objetivos simultâneos: manejo das alterações de comportamento; buscar ativamente e tratar fatores desencadeantes. Quando a condição aguda responsável pelo *delirium* é identificada, a terapia específica deve ser instituída. Deve-se prover suporte e reabilitação para prevenir déficit cognitivo ou funcional remanescente.

Comportamento agitado ou agressivo é visto em menos de um terço dos pacientes com *delirium*, mas pode constituir risco, por exemplo, de quedas. Pronto controle de sintomas é necessário para prevenir lesões e permitir avaliação e tratamento. Haloperidol em baixas doses (0,5 a 1,0 mg via oral, subcutâneo, endovenoso ou intramuscular) pode ser usado no controle da agitação ou sintomas psicóticos, no entanto, ocasionalmente, pode induzir a sedação e hipotensão.

Pacientes idosos dementados estão mais propensos a efeitos extrapiramidais graves por haloperidol; incluindo acatisia, uma agitação motora que pode se confundir com piora do *delirium*, e, a potencialmente fatal, síndrome neuroléptica maligna. Os neurolépticos atípicos tais como a risperidona e a olanzapina apresentam menos efeitos adversos e mostram eficácia semelhante à do haloperidol em estudos retrospectivos, mas não estão estudados no período perioperatório.

Prevenção de complicações pulmonares

Idosos tem maior risco para complicações pulmonares, incluindo atelectasia, pneumonia hospitalar e insuficiência respiratória.

São estratégias pós-operatórias para prevenção de complicações pulmonares: fisioterapia respiratória e espirômetro de incentivo, exercícios de respiração profunda, mobilização/deambulação precoce, avaliação e medidas preventivas para broncoaspiração (Tabela 17.8).

Tabela 17.8. Estratégias para reduzir as complicações pulmonares

Estratégias gerais pré-operatórias

- Cessação do tabagismo se possível – nicotina transdérmica;
- Compensar as doenças pulmonares preexistentes (se necessário utilizar corticoide inalatório e/ou sistêmico);
- Tratamento prévio de infecções;
- Iniciar a educação sobre manobras de expansão pulmonar.

Estratégias intraoperatórias

- Limitar a cirurgia em menos de 3 horas, quando possível;
- Preferência à anestesia peridural ou epidural.

Estratégias pós-operatórias

- Exercícios para respiração profunda – fisioterapia respiratória;
- Controle rigoroso da dor;
- Corticoterapia: prednisona ou metilprednisolona - (0,5 mg/kg/dia) em pacientes asmáticos/DOPC sintomáticos;
- Fisioterapia com pressão positiva;
- Considerar o uso de VNI após extubação de pacientes hipoxêmicos se cirurgia sem anastomose alta de estomago, esôfago ou duodeno;
- Utilizar via laparoscópica quando possível.

Prevenção e tratamento da desnutrição

Idosos hospitalizados tem alta prevalência de desnutrição (até 38,7%) e marcadores de desnutrição estão associados com pior prognóstico. É importante reiniciar dieta precocemente, uso de próteses dentárias e suplementação alimentar quando indicado.

Deve-se avaliar diariamente a hidratação do idoso no pós-operatório, utilizando balanço hídrico e/ou peso diário por, no mínimo, 5 dias no pós-operatório.

Avaliação de disfagia deve ser realizada diariamente no pós-operatório de idosos internados. São sinais e sintomas de disfagia: tosse ou engasgo durante a ingesta, dificuldade ou lentidão para deglutir, sensação de deglutição incompleta, sialorreia, mudança na dieta, mudança na voz ou na fala, regurgitação nasal ou oral, história de broncoaspiração. É indicada avaliação fonoaudiológica de pacientes com sinais, sintomas ou história de disfagia.

Medidas simples são indicadas para todos os idosos na prevenção de broncoaspiração: manter a cabeceira elevada todo o tempo, fazer as refeições fora do leito quando possível, sentar-se ereto enquanto se alimenta e manter-se assim por ao menos uma hora após a refeição.

Concluindo, atentar-se à compensação das comorbidades como diabetes, hipertensão, insuficiência cardíaca, insuficiência renal, anemia e infecções que são passíveis de compensação mesmo na urgência cirúrgica, melhora muito o prognóstico pós-operatório. É um excelente momento para compartilhar intervenções multi e interprofissionais com o objetivo de reduzir a morbimortalidade do idoso agudamente enfermo.

📖 Referências bibliográficas

1. Chow WB, Rosenthal RA, Merkow RP, Ko CY, Esnaola NF. Optimal preoperative assessment of the geriatric surgical patient: a best practices guideline from the American College of Surgeons National Surgical Quality Improvement Program and the American Geriatrics Society. J Am Coll Surg. 2012 Oct;215(4):453-66. doi: 10.1016/j.jamcollsurg.2012.06.017. Epub 2012 Aug 21.

2. Mohanty S, Rosenthal RA, Russell MM, Neuman MD, Ko CY, Esnaola NF. Optimal Perioperative Management of the Geriatric Patient: A Best Practices Guideline from the American College of Surgeons NSQIP and the American Geriatrics Society. J Am Coll Surg. 2016 May;222(5):930-47. doi: 10.1016/j.jamcollsurg.2015.12.026. Epub 2016 Jan 4.

3. https://riskcalculator.facs.org/

4. Machado AN, Sitta MdoC, Jacob Filho W, Garcez-Leme LE. Prognostic factors for mortality among patients above the 6th decade undergoing non-cardiac surgery: Cares – Clinical Assessment and Research in Elderly Surgical patients. Clinics (Sao Paulo). 2008 Apr;63(2):151-6.

5. Apolinario D, Lichtenthaler DG, Magaldi RM, Soares AT, Busse AL, Amaral JR, Jacob-Filho W, Brucki SM. Using temporal orientation, category fluency, and word recall for detecting cognitive impairment: the 10-point cognitive screener (10-CS). Int J Geriatr Psychiatry. 2016 Jan;31(1):4-12.

18 / Capítulo

Dor no idoso

José Antonio Esper Curiati
Talita Orlandi De Domenico

Definição

"Experiência sensitiva e emocional desagradável associada ou relacionada à lesão real ou potencial dos tecidos. Cada indivíduo aprende a utilizar esse termo por meio das suas experiências anteriores" *(IASP: International Association for the Study of Pain).*

- **Desconforto subjetivo.**
- *Classificações:*
  - *Duração: aguda × crônica;*
  - *Caráter: física, emocional, espiritual, total;*
  - *Fisiopatologia: nociceptiva × neuropática, psicogênica;*
  - *Intensidade: leve, moderada, intensa.*
- *No contexto da emergência: geralmente física, aguda (ou crônica agudizada), moderada a intensa.*

Importância

- Quarta maior causa de idas de idosos ao pronto-socorro;
- "Quinto sinal vital", pode ser a primeira manifestação de condição grave
- Frequentemente subdiagnosticada ou subvalorizada;
- Causa comum de *delirium*, que é uma emergência;
- Idosos recebem menos analgesia e têm menor taxa de resolução da queixa álgica à alta, quando comparados a não idosos;
- Mais de 25% dos idosos hospitalizados morrem sem ter controle adequado de dor.

Etiologia

- **Dor aguda (horas a dias):**
  - Traumas;

- Afecções inflamatórias abdominais;
- Fraturas;
- Doença vascular periférica;
- Síndrome coronariana aguda;
- Pneumonia;
- Infecção do trato urinário.
- **Dor crônica agudizada (semanas a anos):**
  - Lombalgias;
  - Doenças neoplásicas;
  - Doenças osteomusculares degenerativas;
  - Osteoporose;
  - Neuropatia periférica (diabética);
  - Neuralgia pós-herpética;
  - Polimialgia reumática, fibromialgia.

Avaliação

- **Anamnese:** a correta caracterização da dor é o primeiro passo para o sucesso no tratamento:
  - Localização/irradiação/distribuição;
  - Duração e velocidade de instalação;
  - Intensidade;
  - Qualidade;
  - Fatores desencadeantes, atenuantes ou agravantes;
  - Sintomas associados, compreensão do tipo de dor (nociceptiva, neuropática ou psicogênica);
  - Patologias preexistentes ou história de traumas prévios;
  - Medicamentos de uso contínuo, exposição a opioides;
  - Contexto social e familiar (somatização de tristeza recente, existência de ganhos secundários).
- **Exame físico:**
  - Exame neurológico sucinto;
  - Inspeção e palpação da região dolorida em busca de deformidades ou sinais de inflamação aguda, pontos gatilho.
- **Escalas de dor:** preferir escalas de rápida aplicabilidade, comprovadamente mais efetivas para diagnóstico de dor em idosos, especialmente naqueles com idade acima de 80 anos:
  - Escala de faces (Figura 18.1);
  - Escala Visual Numérica – EVN (Figura 18.2);
  - PAINAID-Br (Figura 18.3) – pacientes com déficit cognitivo e/ou incapacidade de comunicação.
- **Exames complementares:**
  - Direcionados para hipótese diagnóstica mais provável baseada na anamnese e exame físico.

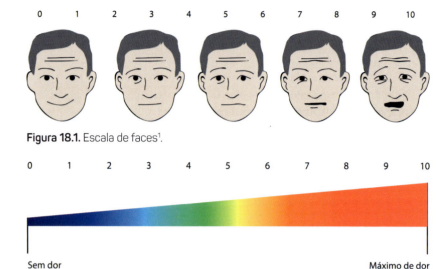

Figura 18.1. Escala de faces[1].

Figura 18.2. Escala visual numérica[1].

Escala de avaliação de dor em demência avançada - PANAID-Br				
Instruções: Observe o paciente por cinco minutos antes de pontuar os comportamentos dele ou dela. Pontue os comportamentos de acordo com a tabela a seguir. As definições de cada item são fornecidas na página seguinte. O paciente pode ser observado em diferentes condições (por exemplo, em repouso, durante uma atividade agradável, durante recebimento de cuidados, após receber medicação para dor).				
Comportamento	0	1	2	Pontuação
Respiração Independente de vocalização	• Normal	• Dificuldade ocasional para respirar • Curto período de hiperventilação	• Respiração ruidosa e com dificuldades • Longo período de hiperventilação • Respiração Cheyne-Stokes	
Vocalização negativa	• Nenhuma	• Resmungas ou gemidos ocasionais • Fala baixa ou em baixo tom, de conteúdo desaprovador ou negativo	• Chamados pertubadores repetitivos • Resmungas ou gemidos altos • Choro	
Expressão facial	• Sorrindo ou inexpressiva	• Triste • Assustada • Franzida	• Careta	
Linguagem corporal	• Relaxada	• Tensa • Andar angustiado/aflito de um lado para o outro • Inquietação	• Rígida • Punhos cerrados • Joelhos encolhidos • Puxar ou empurrar para longe • Comportamento agressivo	
Consolabilidade	• Sem necessidade de consolar	• Distraído(a) ou tranquilizado(a) por voz ou toque	• Incapaz de ser consolado(a), distraído(a) ou tranquilizado(a)	
			TOTAL	
Pontuação: O total de pontos varia de 0-10 pontos. Uma possível interpretação da pontuação é: 1-3= dor leve; 4-6 dor moderada; 7-10= dor severa. Estas variações são baseadas em uma escala padrão de dor de 0-10, mas não foram comprovadas na literatura para essa avaliação.				

Figura 18.3. PAINAID-Br[1].

Tratamento

Deve ser instituído com a brevidade possível, concomitante à realização de exames necessários.

- **Farmacológico:**
  - ○ SEMPRE necessário no contexto de emergência;
  - ○ Levar em conta alterações fisiológicas do envelhecimento: menores taxas de excreção renal e metabolização hepática, menor volume plasmático global, menor reserva orgânica geral; maior sensibilidade aos analgésicos, meia-vida mais longa, efeitos colaterais potencializados;
  - ○ Seguir escada analgésica da Organização Mundial de Saúde (OMS) em sua versão modificada (que exclui os anti-inflamatórios não hormonais):
    - · Dor leve (1 a 3 pela EVN): analgésicos simples;
    - · Dor moderada (4 a 6 pela EVN): analgésico simples + opioide fraco;
    - · Dor intensa (EVN > 6): analgésico simples + opioide forte;
    - · Sempre que houver ausência de melhora, associar medicação do próximo degrau.
  - ○ Escolha consciente de drogas:
    - · Dos opioides fracos: **tramadol** é o que tem melhor resposta; tem boa potência analgésica mediada pelo receptor de opioides e boa modulação da dor mediada pelos receptores de serotonina;
    - · O uso de anti-inflamatórios não esteroidais (AINEs) deve ser desestimulado, porém está indicado em casos de dores agudas ósseas ou osteomusculares;
    - · Conhecer os efeitos colaterais principais e estar atento à necessidade de realização de reavaliações clínicas e/ou laboratoriais;
    - · Sempre iniciar menor dose possível, mas aumentar sempre que necessário, **objetivando dor zero**.
  - ○ Considerar iniciar adjuvantes nos casos de dor neuropática agudizada:
    - · Antidepressivos de ação dual: venlafaxina 37,5 mg a 75 mg/dia ou duloxetina 30 mg/dia;
    - · Antidepressivos tricíclicos: amitriptilina 25 a 50 mg/dia;
    - · Anticonvulsivantes: gabapentina 300 mg/dia ou pregabalina 75 mg a 150 mg/dia.
- **Não farmacológico:** mais importante no contexto de dor crônica, ou como adjuvante no tratamento de dores após a alta hospitalar:
  - ○ Fisioterapia;
  - ○ Meditação;
  - ○ Acupuntura;
  - ○ Psicoterapia.

Cuidados adicionais

- Reavaliações frequentes, a cada 15 ou 30 minutos. Não deixar o paciente com dor por mais tempo que o necessário;
- Em caso de refratariedade ou necessidade de dose alta de analgésicos parenterais para alívio da dor no PS, considerar internação (risco elevado de efeitos colaterais, especialmente por opioides);
- Identificar e reverter causa é tão importante quanto o manejo do sintoma;
- Sempre orientar paciente e responsável a respeito dos efeitos colaterais mais frequentes no momento da alta hospitalar.

🔍 Referências bibliográficas

1. Dor: o quinto sinal vital – Abordagem prática no idoso – Comissão de Dor da Sociedade Brasileira de Geriatria e Gerontologia (2018).

2. Pinto MC, Minson FP, Lopes ACL, Laselva CR. Adaptação cultural e validação da reprodutibilidade da versão em português (Brasil) da escala de dor Pain Assessment in Advanced Dementia (PAINAD-Brasil) em pacientes adultos não comunicantes. Einstein. 2015;13(1):14-9.

3. The Quality of Emergency Department Pain Care for Older Adult Patients. J Am Geriatr Soc. 2010 Nov; 58(11): 2122-2128.

19 Capítulo

Tratamento de pneumonia e infecção urinária no idoso com demência avançada

Lucas Chaves Netto
Maria Beatriz Gandra de Souza Dias

Infecções em Demência Avançada (DA)

A partir dos 65 anos de idade, mudanças em parâmetros imuno-fisiológicos, mecanismos de termorregularão e taxa de comorbidades repercutem consideravelmente sobre as taxas de infecções e mortalidade a elas associadas, o que é intensificado pela presença de DA. Ocorre também maior dificuldade diagnóstica, o que leva, ocasionalmente, a intervenções médicas desnecessárias, como o uso indiscriminado de antibióticos e a consequente emergência dos organismos multidroga resistentes (MDR). É fundamental adequar a abordagem às preferências do paciente e de sua família. Em DA, às vezes, estabelecer boas práticas de cuidados paliativos pode ser mais benéfico do que prescrever antibioticoterapia para o alívio de sintomas.

Infecções respiratórias

Infecções respiratórias são a principal causa de mortalidade no idoso com DA, estando presentes em até metade dos pacientes nas duas últimas semanas de vida. Além de apresentarem importantes fatores predisponentes, como redução da capacidade funcional, problemas de deglutição, polifarmácia (drogas com efeitos sedativos, inibidores de bomba de próton) e institucionalização, os idosos com idade avançada e/ou DA têm lenta recuperação, com altos índices de complicações e o dobro da taxa de mortalidade quando comparados a idosos sem demência. Antes de intervir, é necessário estabelecer e respeitar as diretrizes avançadas de fim de vida, principalmente para pacientes com alteração importante de status mental/cognitivo e limitada capacidade de autocuidados preexistentes. A não utilização do antibiótico pode ser uma opção apropriada se o objetivo for melhora de sintomas, e não somente o prolongamento da vida, que muitas vezes é perseguido às custas do sofrimento do paciente.

Escores de gravidade
- Principais: **CURB-65** e **PSI** (*Pulmonary Severity Index*);
- Pneumonia Adquirida na Comunidade (PAC) grave: CURB-65 > 2 ou PSI > 3;
- Outros escores também validados: **IDSA/ATS**, **SMART-COP.**

Sinais e/ou sintomas
- Sintomas menos evidentes: tosse e febre podem estar ausentes;
- Menor frequência e/ou difícil caracterização de sintomas como dor pleurítica, cefaleia e mialgia, dentre outros;
- Achado mais frequente: alteração do status mental, inapetência e queda do estado funcional;
- Quadros muitas vezes são recorrentes e podem permitir diagnósticos diferenciais como tuberculose.

Etiologia
Importância cada vez maior de etiologia viral, reflexo da vacinação antipneumocócica e métodos moleculares de pesquisa etiológica:
- Agentes bacterianos: *S. pneumoniae*, *Moraxella catarrhalis*, *Mycoplasma sp*;
- Agentes bacterianos associados a quadros graves: *S. pneumoniae*, *Legionella sp*, enterobactérias (aspiração) e *S. aureus* (*Home Care*, dialíticos, institucionalização);
- Agentes virais: influenza A (H1N1, H3N2) e B, rinovírus, vírus sincicial respiratório, parainfluenza, adenovírus e outros;
- Bactérias MDR: Maior incidência especialmente em institucionalizados.

Investigação do agente infeccioso
Importante em contexto de alta incidência de bactérias MDR:
- Cultura de escarro: dificuldade técnica (mobilização de secreção) e alto índice de contaminação/colonização;
- Hemocultura: PAC grave e/ou internação hospitalar;
- Cultura de secreção traqueal (principalmente se via aérea invasiva);
- Pesquisa de antígenos urinários (*S. pneumoniae* e *Legionella*);
- PCR *multiplex* para agentes virais: se baixa suspeita de infecção bacteriana ou períodos epidêmicos.

Exames suplementares
- A **radiografia de tórax** é o principal **exame auxiliar** no diagnóstico nessa população, porém apresenta uma série de limitações, como dificuldades técnicas (posição) e alta frequência de achados não infecciosos;

- A tomografia de tórax é o exame padrão-ouro, mas pode proporcionar mais desconforto ao paciente na sua realização, sendo importante quando há outras hipóteses possíveis para o quadro respiratório;
- A ultrassonografia mostrou ter elevada acurácia diagnóstica e pode ser uma alternativa menos invasiva e mais cômoda.

Procalcitonina (PCT)

Ferramenta auxiliar na tomada de decisão em pacientes com baixa suspeita de infecção;

$PCT_{admissão} < 0,25$ ng/mL: investigar diagnósticos diferenciais e considerar a não introdução de antibiótico;

Boa ferramenta auxiliar também na redução do tempo de terapia: até **3 dias** se $PCT_{3°dia} < 0,5$ ng/mL e boa resposta clínica.

Tratamento

- Pneumonia Associada à Comunidade (PAC):
  - 5 a 7 dias;
  - Azitromicina (5 dias), Amoxicilina, Amoxicilina-Clavulanato ou Cefalosporina de 2ª geração;
  - Se falha de terapia, considerar Levofloxacina*.
- PAC com sinais de gravidade:
  - 7 a 14 dias;
  - Cefalosporina de 3ª geração (IM ou EV) ou Levofloxacina*.
- Pneumonia com risco de bactérias MDR**:
  - 7 a 14 dias;
  - Ceftazidima ou Levofloxacina* (VO ou EV).
- Pneumonia grave com risco de bactérias MDR*:
  - 7 a 14 dias;
  - Piperacilina-Tazobactam, Meropenem ou Amicacina (EV ou Inalatória).
    * As quinolonas, apesar de alta eficácia tem seu uso cada vez mais desencorajado devido uma série de limitações em função da resistência bacteriana e elevada toxicidade (tendinopatia, prolongamento de QT, *delirium*, convulsões, hipoglicemia, etc.).
    **Idosos com: hospitalização $\geq$ 2 dias há < 90 dias, institucionalização, homecare, medicações parenterais e/ou cuidados com feridas < 30 dias ou dialíticos.
    Se uso recente, evitar antibiótico da mesma classe.

Macrolídeos

- Limitações: risco cardíaco, interações;
- Reservado especialmente para casos graves, em associação com betalactâmicos, porém sem evidências robustas sobre impacto em mortalidade.

Corticoterapia

- Como não há evidência significativa de redução de mortalidade, além da frequente presença de limitações para seu uso (diabetes, risco de sangramento gástrico), a corticoterapia não é comumente indicada no tratamento da pneumonia;
- Para casos com insuficiência respiratória grave (relação $PaO_2/FiO_2 \leq$ 200) e/ou choque séptico: Metilprednisolona 0,5 mg/kg/dia por 5 dias ou Hidrocortisona 200 mg/dia até reversão do choque.

Terapia anti-influenza

Usar empiricamente para casos hospitalizados ou **Síndrome Respiratória Aguda Grave** (sintomas gripais e insuficiência respiratória), com melhor evidência sobre mortalidade principalmente se introduzido até 48 horas do início sintomas.

Se terapia empírica, coletar amostra respiratória para pesquisa etiológica, de preferência com método molecular (mais sensível).

Manejo de sintomas na pneumonia

- Oxigenoterapia: cuidado com "hiperóxia", SpO_2 > 94%-96%;
- Analgésicos e opioides: manejo de dor e dispneia;
- Anticolinérgicos: diminuição de secreções respiratórias.

Infecções Urinárias (ITU)

ITUs são a principal causa de infecção em idosos e são responsáveis pela maior parcela da prescrição de antimicrobianos (em grande parte desnecessárias) para idosos. O diagnóstico definitivo pode ser particularmente difícil no idoso com DA pela ausência de sinais/sintomas clássicos, como disúria e polaciúria, além da menor acurácia dos exames complementares nessa população. É um desafio clínico definir se sintomas inespecíficos estão associados a uma possível ITU, uma vez que a bacteriúria assintomática atinge taxas de prevalência acima de 50% nessa população.

Em caso de suspeita de infecção urinária em idosos com DA em uso de cateteres/sondas vesicais, a remoção ou a troca do dispositivo pode ser a única conduta necessária, e deve ser considerada. A cateterização intermitente ou dispositivo externo podem substituir as sondas vesicais de demora. Alterações como piúria e bacteriúria, têm menor correlação com infecção devido à alta taxa de colonização, de modo que os sintomas associados são determinantes.

A incidência das infecções urinárias é progressivamente maior conforme a idade, especialmente em demência avançada, sendo sempre mais prevalente entre mulheres.

Definições

- Piúria: > 10^5 leucócitos/mL (ou > 30 leucócitos/campo);

- Bacteriúria:
  - Jato médio: $> 10^5$ UFC;
  - Cateter contínuo: $> 10^3$ UFC.
    Deve-se solicitar exame de urina se não houver outra hipótese diagnóstica e a suspeita de infecção persistir.

Papel do Nitrito
- Alta especificidade ($> 90\%$) e valor preditivo positivo para bacteriúria ($> 80\%$);
- Sensibilidade intermediária $\cong 70\%$.
  Atenção: O Nitrito é marcador de bacteriúria (# infecção).

Sinais e/ou sintomas de infecção
A presença ou identificação dos sintomas típicos nem sempre é possível nos idosos com DA.
- Disúria;
- Dor suprapúbica e/ou dor lombar;
- Febre ($> 37,8\,°C$; $> 37,2\,°C$ duas vezes; ou $1,1\,°C$ acima do basal);
- Calafrios.

Sinais e/ou sintomas inespecíficos em DA
- Alteração de aspectos da urina (odor, cor, hematúria);
- Alteração do status mental/estado cognitivo basal;
- Sonolência/agitação leve, discurso desorientado, letargia.
  A alteração de "*status* mental" apesar de válida, é um marcador não confiável de infecções urinárias.

Sinais e/ou sintomas sistêmicos
- Tremores (bacteremia);
- Náuseas e vômitos;
- Síndrome febril (≥ 48 horas);
- *Delirium*.

Sinais e/ou sintomas de gravidade
- Sepse associado a ITU ("Urosepse");
- Sinais de gravidade: hipotensão (com sinais de má perfusão); desconforto respiratório; rebaixamento do nível de consciência importante.

Caracterização da infecção urinária em DA
Evitar coletar urina se sintomas forem somente de noctúria crônica, incontinência, mal-estar ou tontura.
- Conduta frente a sinais/sintomas inespecíficos:
  - Se persistência após 7 dias sem sinais e/ou sintomas urinários, avaliar hidratação, medicações em uso e potenciais interações e/ou eventos adversos (em especial, diuréticos e psicotrópicos).

- Para pacientes muito debilitados com sintomas inespecíficos:
  - Considerar diagnósticos diferenciais, suspender diurético e reavaliar em 24-48 horas;
  - Se persistência de sinais e sintomas, indicar coleta de urina.

Indicação de tratamento para infecção urinária no idoso com da

- Piúria não é patognomônico de bacteriúria, mas a ausência de inflamação (piúria) praticamente afasta o diagnóstico de infecção;
- Bacteriúria assintomática (inclusive com piúria) não indica antibioticoterapia, principalmente em institucionalizados, uso de dispositivos e/ou presença de fatores como incontinência e carência de cuidados adequados;
- Para casos sem sinais de gravidade, tratar somente se **permanência de sinais e sintomas sistêmicos (> 48 horas) com piúria e bacteriúria**;
- A presença de febre (isolada) não indica necessariamente *per se* antibioticoterapia;
- **Tentar aguardar resultado de urocultura;**
- Para infecções com sinais e/ou sintomas de **gravidade, iniciar terapia empírica imediata** (considerar também em subgrupos vulneráveis, como imunossuprimidos).

Terapia antibacteriana*

- Infecções urinárias não complicadas:
  - Macrodantina – 5 dias [ClCr > 30 mL/min];
  - Fosfomicina – 3 g – dose única noturna;
  - Co-Trimoxazol – 3 a 5 dias [ClCr > 60 mL/min];
  - Amoxicilina ou Cefalosporina 1ª geração – 3 a 5 dias;
- **Sintomatologia importante de trato urinário superior e/ou sintomas sistêmicos persistentes:**
  - Amoxi-Clavulanato ou Cefalosporina de 2ª geração – 7 dias;
  - Levofloxacina** – 5 a 7 dias;
  - **Idosos em uso de dispositivos urinários**:**
  - Amoxi-Clavulanato ou Cefalosporina 2ª geração ou Levofloxacina* – 7 dias;
  - Se persistência de sintomas a terapia pode ser prolongada até 10 – 14 dias (reavaliar sempre após urocultura);
- **Infecções urinárias com sinais de gravidade****
  - Melhora dos sintomas: 7 dias;
  - Persistência dos sintomas: 10-14 dias;
- Cefalosporina 3ª geração ou Ciprofloxacina*;
- Alto risco de organismos multirresistentes (MDR):
  - Piperacilina-Tazobactam;
  - Meropenem seguido de Ertapenem (após melhora);

- ○ Considerar aminoglicosídeos (iniciar dose mínima para o ClCr, 1 ×/dia; e dosar nível sérico);
- Se urocultura revelar bactéria Gram-positiva:
  - ○ Vancomicina Controlar vancocinemia após 3ª dose).

  *Sempre avaliar exposição a antibiótico(s) prévio(s) recente e/ou checar resultado anterior de urocultura, se disponível. Principalmente para casos mais graves com necessidade de terapia empírica imediata ou conforme epidemiologia da região e/ou serviço.

  **(Re)Considerar o uso das quinolonas se possível, devido a toxicidade e impacto sobre resistência bacteriana.

  Sempre reavaliar antibiótico conforme cultura.

📖 Referências bibliográficas

1. Interventions Associated with the Management of Suspected Infections in Advanced Dementia *J Pain Symptom Manage*. 2015 December; 50(6): 806-813.

2. Occurrence and treatment of suspected pneumonia in long- term care residents dying with advanced dementia. J Am Geriatr Soc. 2006; 54:290-295.

3. Survival in end-stage dementia following acute illness. JAMA. 2000; 284:47–52 [PubMed: 10872012].

4. Lung ultrasound for the diagnosis of pneumonia in adults: a systematic review and meta-analysis. Respir Res. 2014; 15(1): 50.

5. Survival and Comfort After Treatment of Pneumonia in Advanced Dementia. Arch Intern Med. 2010 Jul 12; 170(13): 1102-07.

6. Effectiveness of neuraminidase inhibitors in reducing mortality in patients admitted to hospital with influenza A H1N1pdm09 virus infection: a meta-analysis of individual participant data *JAMA*. 2014 February 26; 311(8): 844-54.

7. Infection management and multidrug-resistant organisms in nursing home residents with advanced dementia. JAMA Intern Med. 2014; 174:1660-1667.

8. Epidemiologic and diagnostic aspects of bacteriuria: a longitudinal study in older women. J Am Geriatr Soc. 1995; 43(6):618-622.

9. Diagnosis, Prevention, and Treatment of Catheter-Associated Urinary Tract Infection in Adults: 2009 International Clinical Practice Guidelines from the Infectious Diseases Society of America. *Clinical Infectious Diseases*, Volume 50, Issue 5, 1 March 2010, Pages 625-663.

10. The urine dipstick test useful to rule out infections. A meta-analysis of the accuracy. BMC Urol. 2004;4:4.

11. Clinical practice guideline for the evaluation of fever and infection in older adult residents of long-term care facilities: 2008 update by the Infectious Disease Society of America. Clin Infect Dis. 2009; 48:149-171.

12. Clinicial features to identify urinary tract infection in nursing home residents: A cohort study. J Am Geriatr Soc. 2009; 57:963-970 [PubMed: 19490243].

20 Capítulo
Anticoagulação e manejo de sangramento no idoso

Elbio Antônio D'Amico

Introdução

A trombose representa um problema grave em uma sociedade com envelhecimento progressivo. Vários estudos mostram que com o envelhecimento ocorre maior incidência de fibrilação atrial, eventos de tromboembolismo venoso e infarto agudo do miocárdio[1-3]. Dentre essas condições, as duas principais indicações do tratamento anticoagulante oral são a fibrilação atrial e os eventos tromboembólicos venosos.

O aumento da idade é o principal fator de risco para a ocorrência de fibrilação atrial[4], sendo o envelhecimento um fator de risco para acidente vascular cerebral isquêmico, embolia sistêmica e morte[1]. Embora a prevalência da fibrilação atrial tenha variação com diferentes etnias, estudos epidemiológicos têm consistentemente demonstrado aumento da prevalência com o aumento da idade[4]. Em um trabalho escocês mostrou-se incidência de 0,5 por 1.000 pessoas com idade entre 45 e 54 anos, 1,1 por 1.000 pessoas entre 55 e 64 anos, 3,2 por 1.000 indivíduos com idade entre 65 e 74 anos, 6,2 por 1.000 pessoas com idade entre 75 e 84 anos e 7,7 casos por 1.000 pessoas com idade igual ou superior a 85 anos[4].

De modo geral, a incidência de um primeiro evento de tromboembolismo venoso é de aproximadamente 100 casos para 100.000 pessoas. A incidência de um primeiro evento de tromboembolismo venoso aumenta exponencialmente com a idade, sendo muito baixa (0,005% por ano) até os 15 anos de idade e aumentando para aproximadamente 0,5% por ano (entre 450 e 600 casos por ano para 100.000 pessoas) a partir dos 80 anos[2]. Relata-se que em indivíduos com idade de 50 a 59 anos a incidência de um primeiro evento de tromboembolismo venoso e de tromboembolismos recorrentes é de 62 casos para 100.000 indivíduos,

98 Manual de Urgências e Emergências Geriátricas

enquanto para pacientes entre 70 e 79 anos a incidência de tromboembolismo venoso é de 316 casos para 100.000 pessoas[5].

Efeitos do envelhecimento na hemostasia

Vários trabalhos demonstram ativação da função plaquetária com o envelhecimento, devendo-se considerar que a função plaquetária é um determinante crítico para o risco trombótico, uma vez que plaquetas ativadas aumentam a geração de trombina[6]. Dessa maneira, observa-se encurtamento do tempo de sangramento, elevação das concentrações plasmáticas de fator plaquetário 4 e β-tromboglobulina, e maior agregação plaquetária induzida por ADP e colágeno[7]. Essas observações mostram correlação com aumento dos fosfolípides plaquetários, sugerindo que com o envelhecimento ocorre aumento da sinalização transmembrana ou acúmulo de segundos mensageiros[7].

Vários fatores de coagulação apresentam aumento de suas concentrações plasmáticas com o envelhecimento: fibrinogênio, fator VII, fator VIII, fator von Willebrand, fator IX, fator XII, cininogênio de alto peso molecular e precalicreína[8]. Com o envelhecimento, indivíduos considerados normais podem apresentar sinais de hipercoagulabilidade, evidenciada por meio do aumento das concentrações de D-dímeros, fragmento 1+ 2 da protrombina, fibrinopeptídeo A e complexo trombina-antitrombina[7,8]. São conflitantes os resultados de vários estudos quanto às concentrações dos anticoagulantes naturais (antitrombina, proteína C e proteína S) no envelhecimento[7,8]. Enquanto alguns trabalhos não mostram alterações, outros relatam leve aumento da antitrombina nas mulheres e leve redução nos homens. As proteínas C e S apresentam aumento dos níveis plasmáticos somente nas mulheres[7]. O inibidor da via do fator tecidual (TFPI) evolui com maiores concentrações plasmáticas nas mulheres, mas não nos homens[7,8].

Quanto ao sistema fibrinolítico, demonstra-se redução da atividade fibrinolítica em decorrência de redução dos níveis de plasminogênio e maiores concentrações plasmáticas do inibidor do ativador do fibrinogênio tipo 1 (PAI-1)[6-8].

Além dessas alterações plaquetárias e nos mecanismos de coagulação e de fibrinólise, é importante realçar as alterações estruturais da parede vascular (matriz extracelular, músculos lisos e endotélio) que ocorrem com o envelhecimento e que contribuem para o maior risco trombótico[6].

Tratamento anticoagulante nos idosos

Fármacos com ação antagonista da vitamina K (AVK)

Os fármacos AVK exercem seus efeitos anticoagulantes ao produzir interferência na interconversão cíclica da vitamina K e seu 2,3 epóxido (vitamina K epóxido), modulando a β-carboxilação dos resíduos de glutamato nas regiões N-terminais das proteínas dependentes da vitamina

K. Os fatores de coagulação dependentes da vitamina K são os fatores II, VII, IX e X, e o tratamento com AVKs resulta na síntese hepática de proteínas parcialmente carboxiladas e decarboxiladas com reduzida atividade coagulante[9]. A carboxilação desses fatores de coagulação é necessária para que eles possam ter alteração de suas conformações dependentes de cálcio, que promove a ligação a cofatores sobre as superfícies fosfolipídicas[9]. Além disso, os AVKs também inibem a carboxilação de alguns inibidores fisiológicos da coagulação, como a proteína C, proteína S e proteína Z, configurando um potencial procoagulante. Embora o efeito anticoagulante dos AVKs seja o dominante, pode ocorrer um efeito procoagulante quando os níveis basais das proteínas C e S são baixos devido a fase inicial do tratamento com AVKs, fase aguda do evento trombótico e antes da obtenção de redução balanceada dos fatores de coagulação dependentes da vitamina K[9]. Vários fármacos com ação antagonista da vitamina são disponíveis, como varfarina, acenocoumarol, femprocumona e fluindiona, sendo o primeiro deles o mais empregado na prática médica.

Está bem estabelecido que a intensidade do tratamento (TP-INR) e o tempo na faixa terapêutica (TTR) são os fatores determinantes mais importantes para a eficácia antitrombótica e redução do risco hemorrágico associados ao emprego dos antagonistas da vitamina K. De maneira ideal, o INR deve ser mantido dentro do alvo terapêutico indicado para a condição clínica a maior parte do tempo, mas sabe-se que muitos fatores fisiológicos e farmacológicos interferem com esses objetivos[10]. Assim, são descritos vários fatores que interferem com a ação dos antagonistas de vitamina K: mutações do gene da CYP2C9 e do gene da VKORC1, medicamentos, fatores ambientais (dieta, suplementos nutricionais, fitoterápicos), comorbidades (hepatopatias, estados hipermetabólicos, piora de insuficiência cardíaca, insuficiência renal) e idade avançada[9]. Isso faz com que, em condições estáveis, o INR deva ser controlado mensalmente e reavaliado prontamente quando ocorrerem mudanças dietéticas, início ou interrupções medicamentosas, e alterações de dosagens de medicações em uso contínuo.

Vários trabalhos realizados com o emprego de heparina não fracionada, heparina de baixo peso molecular e AVK mostraram que os pacientes idosos apresentam maior risco hemorrágico, sendo o sangramento intracraniano a complicação mais temida e grave durante o tratamento com AVK[11]. O envelhecimento é o mais importante fator de risco para sangramento intracerebral, especialmente após 85 anos: em relação aos pacientes com idade inferior a 70 anos, os pacientes com 75 anos têm risco relativo de sangramento cerebral de 3,7; esse risco é de 4,5 vezes nos pacientes com idade acima de 80 anos em relação aos com idade inferior a 80 anos[11].

Tem sido demonstrado que a dose necessária de varfarina para se manter o nível terapêutico diminui com o aumento da idade, sendo vários os fatores responsáveis por isso, como redução da depuração da varfarina com o envelhecimento, maior número de comorbidades e uso concomitante de outros medicamentos[12]. Dessa maneira, nos idosos, indicam-se doses iniciais de varfarina menores ou iguais a 5 mg por dia, com obtenção de efeitos sobre o INR após 2-3 dias (efeito anticoagulante), mas com ação antitrombótica após 7 a 10 dias (quando há redução dos níveis plasmáticos dos fatores II e X)[9,13]. Como a varfarina tem uma janela terapêutica estreita (INR entre 2 e 3), na maior parte dos casos, seu controle deve ser realizado a cada 5-7 dias no início do tratamento e, após estabilização, a cada 30 dias.

Em caso de necessidade de reversão imediata do tratamento anticoagulante oral com varfarina, devido à manifestação hemorrágica grave ou necessidade de cirurgia de urgência, indica-se a administração de concentrado de complexo protrombínico com quatro fatores (25-50 UI/kg, de acordo com o INR), associada à administração de vitamina K1 (5 mg) por via endovenosa, podendo-se usar plasma fresco congelado no caso da indisponibilidade do concentrado de complexo protrombínico[14]. Nos pacientes sem manifestações hemorrágicas graves, a reversão do tratamento com varfarina é feita somente com a administração endovenosa de vitamina K1 (1-3 mg)[14]. Nos casos de prolongamento do INR não associado a manifestações hemorrágicas, indica-se interrupção do tratamento anticoagulante oral, investigação da causa do aumento do INR, e uso de vitamina K1 via oral se o INR for superior a 8[14].

Anticoagulantes orais diretos (DOACs/NOACs)

Os anticoagulantes orais diretos (DOACs) ou anticoagulantes orais não antagonistas da vitamina K (NOACs) atuam bloqueando de modo específico e direto o fator X (rivaroxabana, apixabana e edoxabana) ou o fator II (dabigatrana). Esses fármacos têm se mostrado tão efetivos quanto à varfarina, mas com a conveniência de poderem ser administrados em doses fixas e sem a necessidade de controle laboratorial de rotina (Tabela 20.1)[15]. Os DOACs apresentam rápido início de ação, de modo que após 1 a 4 horas da administração oral são atingidos os níveis plasmáticos máximos, com meias-vidas de aproximadamente 12 horas[15]. A excreção dos DOACs tem sempre um componente renal. Para a dabigatrana, 80% da forma absorvida é eliminada pelos rins na forma não metabolizada, enquanto para edoxabana, rivaroxabana e apixabana, as excreções renais das formas não metabolizadas são de 50%, 33% e 27%, respectivamente. Dessa maneira, os DOACs podem se acumular nos pacientes com redução da função renal, com aumento do risco hemorrágico. Por isso, os DOACs deveriam ser empregados com cautela nos pacientes com depuração de creatinina inferior a 30 mL/minuto, nos pacientes com a depuração de creatinina inferior a 15 mL/minuto e em diálise, os dados sobre eficácia e segurança ainda não são claros e estão sendo ainda estudados, embora nos Estados Unidos da América seja aprovado, nessas situações, o emprego de apixabana 5 mg via oral duas vezes ao dia[16].

Como o maior uso dos anticoagulantes orais se faz nos pacientes com fibrilação atrial, trabalho de metanálise sobre o uso dos DOACs em idosos com fibrilação atrial demonstrou sua segurança e eficácia nessa população, não mostrando diferença entre os DOACs e a varfarina quanto ao risco de sangramento intracraniano e gastrointestinal[17]. Muito importante a considerar no paciente idoso são suas comorbidades (principalmente doença renal) e uso de medicações que podem ter interação com os DOACs.

As medidas que devem ser tomadas no caso da presença de manifestações hemorrágicas associadas ao uso dos DOACs devem se basear na estratificação de risco do sangramento: a) quando sangramento menor, uso de medidas locais, com ou sem interrupção temporária da medicação anticoagulante, b) nos sangramentos moderados e graves, o anticoagulante deverá ser interrompido, devem ser implementadas medidas de suporte, com transfusão de concentrado de hemácias e outros hemocomponentes, medidas hemostáticas locais, emprego de antifibrinolíticos e, quando disponíveis, uso de antídotos específicos, como idarucizumab, para a dabigatrana, e andexanet, para os inibidores do fator Xa. No caso da dabigatrana, pode-se ainda empregar carvão ativado (se dentro de 2-3 horas da última ingestão medicamentosa) e hemodiálise[18].

Tabela 20.1. Indicações aprovadas e doses dos DOACs

	Dabigatrana	Rivaroxabana	Apixabana	Edoxabana
Fibrilação atrial	150 mg duas vezes ao dia; 110 mg duas vezes ao dia se idade > 80 anos e clearance de creatinina entre 30-50 mL/min	20 mg por dia; 15 mg se *clearance* de creatinina entre 30-50 mL/min	5 mg duas vezes ao dia; 2,5 mg duas vezes ao dia se idade > 80 anos, peso < 60 kg ou creatinina a > 1,5 mg/dL	60 mg por dia; 30 mg por dia se *clearance* de creatinina entre 15-50 mL/min
Tratamento do tromboembolismo venoso	150 mg duas vezes ao dia após 5 dias de heparina	15 mg duas vezes ao dia por 21 dias e depois 20 mg por dia	10 mg duas vezes ao dia por 7 dias e depois 5 mg duas vezes ao dia	60 mg por dia após 5-10 dias de heparina; 30 mg por dia se *clearance* de creatinina entre 15-50 mL/min, peso ≤ 60 kg ou uso de inibidores de P-gp
Tromboprofilaxia após artroplastia de quadril ou joelho	220 mg por dia; 150 mg por dia se idade ≥ 75 anos e *clearance* de creatinina entre 30-50 mL/min	10 mg por dia	2,5 mg duas vezes por dia	

Fonte: Yeh, C.H., K. Hogg, and J.I. Weitz, Overview of the New Oral Anticoagulants. Arteriosclerosis Thrombosis Vascular Biology, 2015. 35: p. 1056-1065.

Referências bibliográficas

1. Ochi A, Adachi T, Inokuchi K, et al. Effects of aging on the coagulation fibrinolytic sysem in outpatients of the cardiovascular department. Circulation Journal 2016;80:2133-40.

2. Ageno W, Squizza A, Garcia D, Imberti D. Epidemiology and risk factors of venous thromboembolism. Seminars in Thrombosis and Hemostasis 2006;32:651-8.

3. Wilkerson WR, Sane DC. Aging and thrombosis. Seminars in Thrombosis and Hemostasis 2002;28:555-67.

4. Staerk L, Sherer JA, Ko D, Benjamin EJ, Robert H. Helm M. Atrial fibrillation: epidemiology, pathophysiology, and clinical outcomes. Circulation Research 2017;120:1501-17.

5. Jr FAA, Wheeler B, Goldberg RJ, et al. A population-based perspective of the hospital incidence and case-fatality rates of deep vein thrombosis and pulmonary embolism. The Worcester DVT Study. Archives of Internal Medicine 1991;151:993-38.

6. Franchini M. Hemostasis and aging. Reviews in Oncology/Hematology 2006;60:144-51.

7. Favaloro EJ, Franchini M, Lippi G. Aging hemostasis: changes to laboratory markers of hemostasis as we age — A narrative review. Seminars in Thrombosis and Hemostasis 2014;40:621–33.

8. Mari D, Ogliari G, Castaldi D, Vitale G, Bollini EM, Lio D. Hemostasis and ageing. Immunity & Ageing 2008;5:12.

9. Ageno W, Gallus AS, Wittkowsky A, Crowther M, Hylek EM, Palareti G. Oral anticoagulant therapy antithrombotic therapy and prevention of thrombosis, 9th ed: American College of Chest Physicians evidence-based clinical practice guidelines. CHEST 2012;141:e44S-e88S.

10. Ansell J, Hirsh J, Dalen J, et al. Managing oral anticoagulant therapy. CHEST 2001;119:22S-38S.

11. Mahe I, Drouet L. Thrombohemorrhagic events in the elderly: Special considerations. In: Marder VJ, Aird WC, Bennett JS, Schulman S, II GCW, eds. Hemostasis and Thrombosis asic principles and clinical practice. 6th ed. Philadelphia: Lippincott Williams & Wilkins; 2013:1515-22.

12. Ansell J, Hirsh J, Dale J, et al. Managing Oral Anticoagulant Therapy CHEST 2001;119:22S–38S

13. Ansell J, Hirsh J, Hylek E, Jacobson A, Crowther M, Palareti G. Pharmacology and Management of the Vitamin K Antagonists. American College of Chest Physicians Evidence-Based Clinical Practice Guidelines. 8th Edition. CHEST 2008;133:160S–98S.

14. Keeling D, Baglin T, Tait C, et al. Guidelines on oral anticoagulation with warfarin – fourth edition. British Journal of Haematology 2011;154:311–24.

15. Yeh CH, Hogg K, Weitz JI. Overview of the New Oral Anticoagulants. Arteriosclerosis Thrombosis Vascular Biology 2015;35:1056-65.

16. Steffel J, Verhamme P, Potpara TS, et al. The 2018 European Heart Rhythm Association Practical Guide on the use of non-vitamin K antagonist oral anticoagulants in patients with atrial fibrillation. European Heart Journal 2018;39:1330-93.

17. Ruff CT, Giugliano RP, Braunwald E, et al. Comparison of the efficacy and safety of new oral anticoagulants with warfarin in patients with atrial fibrillation: a meta-analysis of randomised trials. Lancet 2014;383:955–62.

18. Shih AW, Crowther MA. Reversal of direct oral anticoagulants: a practical approach. Hematology 2016 American Society of Hematology Education Program Book 2016:612-9.

21 / Capítulo

Emergências cardiológicas no idoso e suas peculiaridades

Fábio de Cerqueira Lario

21.1 – Dor torácica e síndromes coronárias agudas

Introdução

Estima-se que o número de pessoas com idade > 65 anos no mundo alcance 540 milhões em 2015 e cerca de 1 bilhão em 2025.

As pessoas idosas frequentemente apresentam em geral mais comorbidades e fatores de risco cardiovascular.

Desafios diagnósticos

- Maior frequência de apresentações atípicas.
- Maior prevalência de problemas cognitivos.
- Dificuldades de mobilidade: pode retardar o emprego de métodos diagnósticos complementares e interferir do exame físico:
  - Idade cronológica pode não refletir idade fisiológica.
  - Indivíduos idosos são muitas vezes excluídos dos estudos clínicos: 69% das síndromes coronárias agudas ocorrem em indivíduos acima de 75 anos de idade, essa mesma população (> 75 anos) compreende apenas 14% dos indivíduos na maioria dos ensaios clínicos e estudos randomizados.

Dor torácica

Para a avaliação do paciente idoso com suspeita de isquemia miocárdica, devemos sempre ter em mente:

- Maior frequência de dores atípicas.
- Maior frequência de sintomas não dolorosos (*delirium,* dispneia, diaforese, náuseas ou vômitos, síncope), como manifestação principal.
- Maior frequência de comorbidades, que podem se apresentar de maneira semelhante (estenose aórtica, insuficiência cardíaca, esofagite, doenças musculoesqueléticas, neurites (zoster), doenças da aorta, embolia pulmonar, por exemplo).
- Maior dificuldade em se obter história clínica (problemas cognitivos).
- Escores de risco sem validação para essa população.
- Maior dificuldade também com testes diagnósticos (maior frequência de alterações eletrocardiográficas de base, dificuldade para se exercitar, dificuldades de posicionamento para certos exames e também maior frequência de calcificações coronarianas).

Logo, é de suma importância que a avaliação do idoso com dor torácica seja sistematizada e envolva conhecimento das limitações e desafios enfrentados.

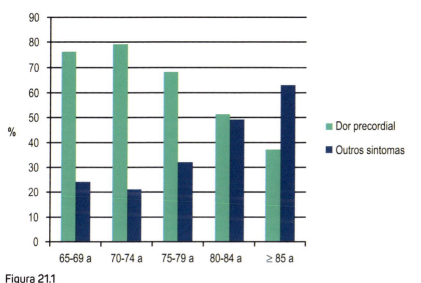

Figura 21.1
Fonte: Clinical presentation of acute myocardial infarction according to age. Bayer AJ, Chadha JS, Farag RR, Pathy MS. J Am Geriatr Soc. 1986; 34:263-6.

Síndromes coronarianas agudas

As síndromes coronarianas agudas (SCA) envolvem dois tipos de apresentações principais: com supradesnivelamento dos segment ST ao eletrocardiograma de 12 derivações e sem supradesnivelamento do segmento ST.

A primeira manifestação das SCA ocorre em geral 7-10 anos mais tarde nas mulheres e após a idade de 75 anos, essas representam a maioria dos pacientes.

Síndrome coronariana aguda com supra de ST

Os sintomas classicamente relacionados à isquemia miocárdica incluem dor torácica persistente, de caráter opressivo e com irradiação para o pescoço, membro superior esquerdo ou mandíbula; porém, sintomas menos típicos como dor torácica em pontada ou queimação, cansaço e dispneia, náuseas e vômitos, palpitações ou sincope também devem ser valorizados.

Em idosos (principalmente), diabéticos, mulheres e portadores de insuficiência cardíaca, a ocorrência desses chamados equivalentes isquêmicos ou outros sintomas atípicos é mais frequente, ocorrendo comumente na ausência de dor.

Diagnóstico

Quadro clínico sugestivo de isquemia miocárdica associado a:

ECG: presença de supradesnivelamento do segmento ST em 2 derivações contíguas (2,0 mm em homens > 40a, > 1,5 mm em mulheres nas derivações V2 ou V3 ou > 1,0 mm nas outras derivações) ou bloqueio do ramo esquerdo (ou direito) novo ou presumidamente novo.

Tratamento

Na maioria dos casos, o tratamento deve seguir as mesmas linhas de tratamento da população geral, dado o alto risco de morbimortalidade associado a essa apresentação (Fluxograma 21.1).

Medidas gerais

- Monitorização eletrocardiográfica, oximetria contínua e pressão arterial não invasiva;
- Acesso venoso periférico;
- Oxigênio em pacientes com hipoxemia ($SatO_2$ < 90%), dispneia ou insuficiência cardíaca aguda;
- ECG (< 10 minutos);
- Coleta de exames laboratoriais, incluindo marcadores bioquímicos de dano miocárdico;
- Controle dos sintomas anginosos.

Preferência por revascularização miocárdica rápida e efetiva, pelo meio da angioplastia primária e tratamento farmacológico adjuvante (dupla antiagregação plaquetária, anticoagulação, estatinas, beta bloqueadores, quando indicados), ou ainda fibrinólise, quando não houver possibilidade de angioplastia primária.

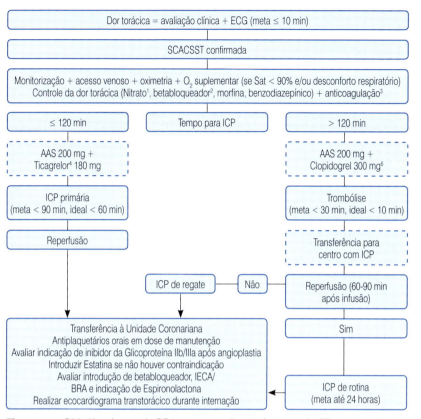

Fluxograma 21.1. Abordagem da SCA com supradesnivelamento de ST na emergência.
[1]Contraindicado em SCACSST inferior e se uso de inibidores da fosfodiesterase, cuidado com hipotensão.
[2]Avaliar contraindicações.
[3]Anticoagulação sugerida: HNF se JCP e Enoxaparina se trombólise.
[4]Alternativa ao ticagrelor: Clopidogrel ou Prasugrel.
[5]Dose de 75 mg para pacientes > 75 anos.

A angioplastia deve ser preferencialmente dentro das primeiras 12 horas de evolução, mas pode ser considerada em até 48 horas.

Se for considerada fibrinólise deve-se ter em mente que a dose da tenecteplase para indivíduos acima de 75 anos deve ser reduzida a 50% da dose habitual.

Deve-se considerar ainda: preferência pelo acesso radial, devido ao maior risco hemorrágico e de complicações vasculares com o acesso femoral.

Objetivo preferencial: revascularização da artéria culpada apenas.

Empregar sempre que possível *stents* farmacológicos de gerações recentes, que podem ter o tempo de dupla-antiagregação recomendado (até 30 meses) reduzido para até 30 dias em casos de alto risco hemorrágico ou de procedimentos cirúrgicos.

Síndrome coronária aguda sem supradesnivelamento do segmento ST

Sintomas e sinais de isquemia miocárdica (atenção para apresentações atípicas) indicam a suspeita diagnóstica.

IAM sem supradesnivelamento do segmento ST

Quando os sintomas de isquemia forem a associados a elevação de troponina acima do percentil 99 com curva típica (elevação e queda) e:
- Alterações isquêmicas novas ao ECG;
- Desenvolvimento de ondas Q patológicas ao ECG;
- Perda de miocárdio viável ou alteração da contração segmentar por métodos de imagem;
- Identificação de trombo coronário por método de imagem ou autópsia.

Exames
- Eletrocardiogramas seriados: Infradesnivelamento do segmento ST, alterações da onda T, supra desnivelamento dinâmico de ST (reversível), ondas Q patológicas novas;
- Marcadores de necrose miocárdica (Troponinas T ou I ou ainda CKMB massa);
- Radiografia de tórax (diagnóstico diferencial e complicações);
- Ecocardiograma (alterações novas da contração segmentar, avaliação da função ventricular).

Desafios no idoso
- Mudanças fisiológicas da idade impõem um aumento do risco associado aos procedimentos de revascularização:
  - Alterações na anatomia coronária: doença multiarterial mais frequente, calcificação coronária, tortuosidade dos vasos, prejuízo na função endotelial e regeneração;
  - Hemostasia: níveis mais elevados de fatores de coagulação, hiperreatividade plaquetária, aumento da fibrinólise, aumento da viscosidade sanguínea;
  - Alterações no metabolismo dos medicamentos: metabolismo hepático reduzido, diminuição do clearance renal, mudanças nas ligações as proteínas, volume alterado de distribuição, mudanças em receptores;
  - Mudanças na hemodinâmica: complacência arterial reduzida, aumento da pós-carga, hipertrofia ventricular, perfusão coronária reduzida; redução na sensibilidade beta-adrenérgica;
  - Comorbidades: disfunção renal, DPOC, doença cérebro vascular, fragilidade.

Tratamento
- De modo geral, o tratamento deve seguir os mesmos princípios da população geral (Fluxograma 21.2).

- Os quadros de maior risco (instabilidade clínica, hemodinâmica ou elétrica, elevação de marcadores de necrose miocárdica, dor reentrante, etc.) se beneficiam de estratégia de tratamento invasiva para revascularização (angioplastia com *stent* farmacológico ou revascularização miocárdica cirúrgica).
- É preciso considerar o grau de funcionalidade do indivíduo (físico e cognitivo) e possíveis complicações devido às comorbidades, pois os indivíduos idosos estão mais propensos tanto as complicações trombóticas, quanto as complicações hemorrágicas.

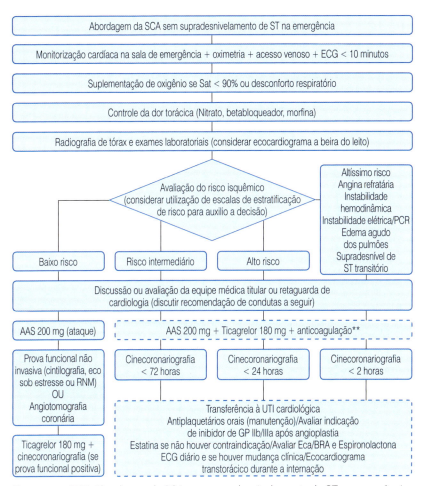

Fluxograma 21.2. Abordagem da SCA sem supradesnivelamento de ST na emergência.
*Alternativa ao Ticagrelor: Clopidogrel.
**Anticoagulação sugerida: Enoxaparina; se ClCr < 15 mL/min/1,73 m^2: heparina não fracionada.

Capítulo 21.1 – Dor torácica e síndromes coronárias agudas

📋 Referências bibliográficas

1. Cockburn J et al. Acute Coronary Syndromes: Coronary revascularization in the elderly. Heart 2017; 103: 316-324.

2. Piegas LS, Timerman A, Feitosa GS, Nicolau JC, Mattos LAP, Andrade MD, et al. V Diretriz da Sociedade Brasileira de Cardiologia sobre Tratamento do Infarto Agudo do Miocárdio com Supradesnível do Segmento ST. Arq Bras Cardiol. 2015; 105(2):1-105.

3. Nicolau JC, Timerman A, Marin-Neto JA, Piegas LS, Barbosa CJDG, Franci A. Sociedade Brasileira de Cardiologia. Diretrizes da Sociedade Brasileira de Cardiologia sobre Angina Instável e Infarto Agudo do Miocárdio sem Supradesnível do Segmento ST. Arq Bras Cardiol 2014; 102(3Supl.1):1-61.

21.2 – Síncope

Fernando de Paula Machado

Kelem de Negreiros Cabral

Definição
Perda transitória da consciência secundária a **hipoperfusão cerebral difusa** e caracterizada por início súbito, curta duração e recuperação espontânea.

Fisiopatologia
Ocorre por diminuição da resistência periférica e diminuição do débito cardíaco com 3 principais motivos:
- Síncope reflexa = reflexo inapropriado de manter pressão arterial ou frequência cardíaca adequadas com respostas vasodepressora, cardioinibitória ou mista;
- Síncope de origem cardíaca = por doenças estruturais como estenose aórtica e por arritmias (principalmente bradicardias);
- Hipotensão postural = hipovolemia, disautonomia.

Particularidades no idoso
- **Alterações fisiológicas nos idosos relacionados a síncope:**
  - Redução da sensibilidade dos barorreceptores;
  - Declínio Sistema Renina Angiotensina Aldosterona -> perda excessiva de sal + menor percepção de sede → "hipovolemia crônica";
  - Respostas pressóricas e frequência cardíaca ao ortostatismo estão alteradas.
- **Polifarmácia:**
  - Anti-hipertensivos, diuréticos, psicotrópicos e drogas dopaminérgicas.
- **Maior prevalência de doenças cardíacas:** doença aterosclerótica coronária, estenose aórtica, fibrilação atrial, degeneração do sistema de condução levando a bradicardias e hipersensibilidade do seio carotídeo.
- **Comorbidades:**
  - Maior prevalência de multimorbidades e "carga de doença";
  - A síncope pode ter mais de uma etiologia;
  - Presença de déficit cognitivo dificulta anamnese;
  - "Ataque Isquêmico Transitório (AIT) hipotensivo" (6% síncope recorrente): evento neurológico focal, devido a hipotensão e síncope, mesmo na ausência de estenose carotídea.
- **Fragilidade.**

Abordagem no setor de emergência/urgência

- Identificar pacientes que requerem intervenção imediata.
- Identificar entre os pacientes sem diagnóstico qual a estratégia adequada: internação hospitalar × investigação ambulatorial.
- Reduzir custos e admissão: reavaliar necessidade de admissões hospitalares e gastos desnecessários.
- Orientações práticas: recomendações clínicas e instruções para implementação prática.
- Abordagem multidisciplinar: *syncope unit*: emergencistas, cardiologistas, neurologistas, geriatras, hospitalistas e enfermagem.

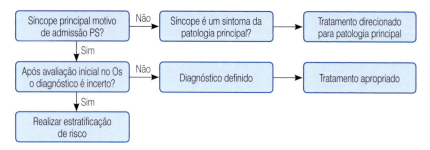

Diagnósticos incorretamente classificados como síncope

- Desordens com perda de consciência parcial ou global, mas sem hipoperfusão cerebral: crise convulsiva, metabólicos (hipoglicemia, hipoxemia, hiperventilação com hipocapnia, intoxicação, AIT vertebrobasilar;
- Desordens sem perda de consciência: cataplexia (com apneia do sono), *drop attacks* quedas, funcional (psicogênica), AIT de origem carotídea.

Estratificação de risco

Inicial: anamnese com antecedentes pessoais, exame físico e eletrocardiograma

Exames complementares: ecocardiograma, *tilt-test* e monitorização eletrocardiográfica (hospitalar nos de alto risco, *holter* com síncopes semanais e *looper* com síncopes mensais).

Tabela 21.2.1. Exame físico e ECG

Baixo risco	Alto risco
Exame físico normal	**Maior** • PAS < 90 mmHg • Sugestivo de sangramento TGI no toque retal • Bradicardia persistente (FC < 40) • Sopro não diagnosticado

Continua...

Tabela 21.2.1. Exame físico e ECG – continuação

Baixo risco	Alto risco	
ECG normal	**Maior** • ECG sugestivo de isquemia aguda • Mobitz II ou BAVT • FA baixa resposta (< FC < 40) • Bradicardia sinusal persiste (FC < 40) • Bloqueio de ramo • Onda Q consistente com DAC ou cardiomiopatia • TV sustentada ou não sustentada • Disfunção de marca-passo ou CDI • Padrão Brugada tipo 1 • QT longo	**Menor** • Mobitz I ou BAV 1 grau • Bradicardia sinusal assintomática (FC 40-50) • FA baixa resposta (40-50) • TPSV ou FA

Idosos com comorbidades e fragilidade

- Avaliação multifatorial é recomendada devido a probabilidade de mais de uma etiologia;
- Avaliação cognitiva e avaliação físico funcional global deve ser realizada;
- Modificação ou retirada de possíveis medicamentos "culpado", particularmente anti-hipertensivos, psicotrópicos;
- Em pacientes com queda inexplicada deve ser feita a **mesma** avaliação que síncope inexplicada.

Tratamento

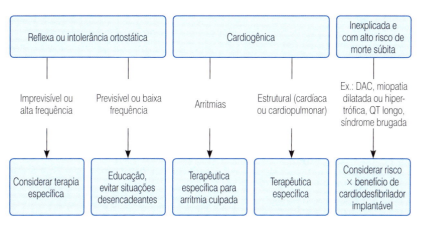

Referências bibliográficas

1. 2018 ESC Guidelines for the Diagnosis and Management of Syncope. Eur Heart Journal (2018) – 39:1883-1948.
2. Syncope in the elderly. European Cardiology Review 2014;9(1):28–36.

22 Capítulo

Diretrizes e recomendações para o atendimento do paciente com Acidente Vascular Encefálico Isquêmico (AVC) na Unidade de Emergência – Hospital Sírio-Libanês

Samira Luisa dos Apostolos Pereira

Alexandre Souza Bossoni

Observação 1: os últimos anos foram marcados por diversos estudos que estão mudando radicalmente o atendimento ao Acidente Vascular Cerebral Agudo. Há perspectiva da publicação de novos que também podem novamente mudar alguns aspectos da abordagem do AVCi agudo. É importante buscar a melhor evidência científica, ter leitura crítica dos resultados dos trabalhos publicados e consultar frequentemente as diretrizes publicadas.

Observação 2: Atualmente há quem advogue a substituição da expressão Acidente Vascular CEREBRAL (AVC) pela Acidente Vascular ENCEFÁLICO (AVE), pois encéfalo compreende Cérebro e Cerebelo, ficando a primeira inexata, nesse sentido. Contudo, nesse texto optaremos pelo uso da sigla AVC por ser a expressão mais difundida entre todos os profissionais de saúde no Brasil, facilitando, portanto, a comunicação e a difusão da informação.

Definições

Comentários: as classificações que seguem têm uma importância epidemiológica e de pesquisa, uniformizando o atendimento e a coleta de dados. Usada na prática clínica para melhor comunicação dentro da equipe de saúde.

- Geral:
  - Déficit neurológico atribuído à uma lesão focal no sistema nervoso central (SNC) de causa vascular.
- Específicas:
  - Infarto do SNC: lesão no encéfalo, medula ou retina atribuído à isquemia.
    - Definido por imagem ou exame anatomopatológico.
    - Evidência clínica (sintomas e exame físico neurológico com mais de 24 horas de duração ou até morte) de lesão central:
  - AVC isquêmico (AVCi): episódio de déficit neurológico causado por infarto focal do SNC, medular ou retina.
  - Ataque isquêmico transitório: déficit neurológico agudo, transitório, causado por isquemia no encéfalo, medula ou retina sem infarto estabelecido.
  - AVC isquêmico silente: evidência, por meio de exame de imagem ou anatomopatológico, de infarto sem história clínica de déficit neurológico correspondente.
  - AVC sem especificação: déficit neurológico agudo, presumidamente causado por infarto ou hemorragia, persistindo por mais de 24 horas ou até a morte, sem evidência para ser classificado nas categorias acima[1].

Quadro clínico

- Incluem quaisquer déficits neurológicos súbitos.
- Quadro clínico variável. Indicada sempre avaliação, presencial ou por telemedicina, de profissional habilitado.
  Principais sintomas de alarme:
- Fraqueza muscular súbita ou alteração sensitiva súbita unilaterais.
- Dificuldade súbita de falar ou compreender.
- Perda repentina de visão.
- Rebaixamento súbito do nível de consciência.
- Cefaleia súbita (cefaleia em trovoada ou *thunderclap headache*)
  Para situações e treinamento de equipes de triagem, a escala Cincinnati pode ser útil.

Avaliação inicial

- Na suspeita de AVC, encaminhar paciente para sala de emergência ou local dedicado ao atendimento do AVC agudo.
- Sinais vitais: pressão arterial, frequência cardíaca, temperatura, saturação de Oxigênio e glicemia capilar.
- Oferecer Oxigênio suplementar para manter saturação > 95%.
- Corrigir disglicemias (< 50 mg/dL ou > 400 mg/dL) assim que identificadas.
- Exame físico direcionado: ausculta cardíaca e de carótidas, avaliação de simétrica dos pulsos, considerar PA nos membros superiores.

- Exame físico neurológico.
- Aplicar Escala de Avaliação do AVC do *National Institutes of Health* (NIHSS) ou outra escala de gravidade em AVC de preferência do serviço. No HSL optamos por padronizar o uso da NIHSS.
- Buscar informação fidedigna com paciente, familiares e/ou acompanhantes do momento exato do início do déficit neurológico (último momento em que o paciente foi visto normal).
- Anamnese direcionada: cirurgias e procedimentos médicos recentes, coagulopatias, medicações em uso (especialmente anticoagulantes, passado de AVC e IAM[2-4].

Avaliação complementar
- Tomografia de crânio sem contraste.
  - Exame de alta prioridade. Evitar ao máximo que outros procedimentos atrasem a realização do exame.
- Demais exames complementares: Hemograma, sódio, potássio, ureia, creatinina, tempo de protrombina (TP) e tempo de tromboplastina parcial ativada (TTPa), eletrocardiograma.
- Angiotomografia arterial de vasos cervicais e cerebral pode ser indicada. No HSL foi optada pela realização de rotina com angiotomografia. Em avaliação interna não houve aumento do tempo para início de trombólise venosa e já disponibilidade de radiologia intervencionista para os pacientes elegíveis para trombectomia mecânica[5].

Tratamento de fase aguda – trombólise endovenosa – recomendações
- Tratamento deve ser iniciado o mais rápido possível, pois está associado com melhor desfecho.
- Está indicada em pacientes em uso de antiagregante plaquetário (monoterapia e associações).
- Pacientes dialíticos com tempo de protromboplastina parcial ativada normalmente são elegíveis para trombólise venosa.
- Excluídos pacientes com sangramento intracraniano.
- Pacientes com incapacidade prévia, especialmente aqueles com Escala de Rankin modificada maior ou igual a 2 não tem risco aumentado de sangramento intracraniano. Esse perfil de paciente apresenta menor probabilidade de recuperação neurológica e tem maior mortalidade. A trombólise pode ser considerada. Discutir aspectos de qualidade de vida, suporte social, local de residência com familiares, se disponíveis.
- Paciente com diagnóstico de demência podem se beneficiar de trombólise endovenosa. Discutir aspectos de qualidade de vida, suporte social e expectativas de médio prazo com familiares.
- Não há limite estabelecido para contraindicação de trombólise em paciente com extensa área de hipoatenuação na TC de crânio. Esses pa-

cientes têm pior prognóstico, porém não contraindica completamente o procedimento.
- Neoplasia sistêmica com expectativa de vida > seis meses: trombólise pode ser benéfica.
- Não se deve atrasar o tratamento aguardando exames de coagulação, caso não haja história de coagulopatia ou sabido uso de anticoagulantes.
- Pacientes com AVCi e NIH baixo também se beneficiam de trombólise, devendo ser o tratamento considerado.
- Paciente com rápida melhora do NIHHSS (ou outra escala de escolha) porém ainda com perspectiva de incapacidade pelo déficit, pode se beneficiar de trombólise venosa. O tratamento deve ser considerado.
- Crise epiléptica no ictus não contraindica trombólise. Realizar procedimento se houver suspeita de que o déficit após a crise seja em decorrência de AVCi e não do estado pós-ictal.
- Suspeita de dissecção extracraniana com < 4,5 horas. Trombólise é razoável e relativamente segura.
- Suspeita de dissecção intracraniana: utilidade da alteplase não está estabelecida.
- Aneurismas < 10 mm: alteplase pode ser benéfica.
- Aneurismas > 10 mm: não está estabelecida segurança e eficácia.
- Malformações arteriovenosas: segurança não está estabelecida. Considerar em pacientes gravemente incapacitados pelo AVC.
- AVCi associado com IAM: pode ser indicada alteplase seguida de angioplastia de coronária.
- AVCi em paciente com IAM há menos de três meses: trombólise deve ser considerada.
- AVCi em decorrência de procedimento angiográfico: considerar trombólise.

Trombólise venosa, ictus < 3 horas
- Alteplase 0,9 mg/kg, máximo de 90 mg. 10% em *bólus* em 1 minuto, seguido de infusão em 60 minutos.
- Ictus < 3 horas, procedimento igualmente indicado para pacientes acima ou abaixo de 80 anos.
- Gravidade do AVCi não contraindica trombólise venosa.

Trombólise venosa, ictus 3 a 4,5 horas
- Alteplase 0,9 mg/kg, máximo de 90 mg. 10% em *bólus* em 1 minuto, seguido de infusão em 60 minutos.
- Pacientes acima de 80 anos que se apresentem no hospital dentro da janela de 3 a 4,5 horas podem se beneficiar do tratamento. O tratamento é seguro.
- Paciente em anticoagulação com inibidores da vitamina K e INR < 1,7 podem receber tratamento trombolítico, mesmo na janela estendida.

- • Em paciente com AVCi prévio, diabetes e 3 a 4,5 horas de ictus, alteplase pode ser tão benéfica quanto é no intervalo de 0 a 3 horas. Procedimento não é contraindicado pela idade do paciente[3,4].

Critérios de exclusão

- Idade: critério apenas relativo. Não há limite superior definido. Trombólise venosa demonstrou-se segura.
- Funcionalidade: paciente com Rakin maior ou igual a 2 ou com diagnóstico prévio de demência ainda sim podem ter benefícios da administração de alteplase, entretanto essa população tem maior mortalidade geral e menor probabilidade de recuperação neurológica. Discutir aspectos de suporte social, local de moradia e perspectivas com familiares.
- Pressão arterial maior ou igual a 185/110 mmHg. Contraindicação apenas relativa. Realizar controle pressórico antes do início da alteplase. Sugestões:
  - Nitroprussiato de sódio (frasco de 50 mg + diluente com solução glicosada 5% 2 mL) – infusão IV contínua na dose de 0,5 mcg/kg/minuto:
    - Ajustar a velocidade, se necessário, a cada 10 minutos (máximo 8 mcg/kg/minuto) Glicemia menor que 50 mg/dL ou maior que 400.
  - Tartarato de Metoprolol (frasco de 5 mL, com 1 mg/mL: bólus IV de 5 mg a uma velocidade de 1 mg/min:
    - Repetir um *bólus* IV de 5 mg a cada 10 min, se necessário (máximo total de 20 mg).
  - Cloridrato de hidralazina (frasco de 1 mL, com 20 mg/mL: *bólus* IV de 5 mg:
    - Repetir um *bólus* IV de 5 mg a cada 15 min, se necessário (dose máxima total de 40 mg);
    - Ou infusão IV contínua de 0,0125 a 0,05 mg/kg/hora (não exceder 3 mg/kg/dia).
  - Cloridrato de esmolol: (frasco de 10 mL, com 10 mg/mL e frasco de 10 mL, com 250 mg/mL). *Bólus* IV de 500 mcg/kg em 1 min, mantendo 50 mcg/kg/min por 4 min:
    - Se PA ainda inadequada: Repetir *bólus* (500 mcg/kg), prosseguindo com 100 mcg/kg/min por 4 min;
    - Se PA ainda inadequada: Repetir *bólus* (500 mcg/kg), prosseguindo com 150 mcg/kg/min por 4 min;
    - Se PA ainda inadequada: Repetir *bólus* (500 mcg/kg), prosseguindo com 200 mcg/kg/min (máximo);
    - Após alcançar a PA adequada, continuar com infusão contínua na dose correspondente.
- Glicemia capilar > 400 mg/dL: Insulina regular subcutânea conforme protocolo institucional. Prosseguir com trombólise venosa.

- Glicemia capilar < 50 mg/dL: Realizar correção com Glicose hipertônica EV (40 mL G50% EV). Considerar trombólise endovenosa se paciente mantiver déficit neurológico após normalização da glicemia capilar.
- AVCi nos últimos três meses.
- Traumatismo craniano grave nos últimos três meses.
- História de sangramento intracraniano.
- Hemorragia subaracnóidea.
- Tumor gastrointestinal ou sangramento grave gastrointestinal nos últimos 21 dias.
- Uso de Varfarina com INR > 1,7.
- Dose terapêutica de heparina de baixo peso molecular há menos de 24 horas contraindica administração de Alteplase.
- Uso dos novos anticoagulantes orais há menos de 48 horas com função renal normal.
  - No caso da Dabigatrana, a reversão do efeito do medicamento é possível com uso de Idarucizumab. Poucos dados disponíveis. Baixa disponibilidade do antídoto.
- Plaquetas < 1.000.000; INR > 1,7; TTPa > 40 ou TP > 15 seg são contraindicações para alteplase, aguardar esses exames se, e somente se, a história clínica indicar a necessidade.
- Alteplase pode ser prejudicial em paciente com cirurgia intracraniana ou na medula espinhal há menos de três meses.
- Pacientes com neoplasia de trato gastrointestinal com sangramento há menos de 21 dias, tem alto risco de sangramento.
- Diagnóstico de endocardite e neoplasia intra-axial são contraindicações para alteplase, pelo elevado risco de sangramento intracraniano[4,6].

Hemorragia relacionada com IV alteplase
- Suspeitar se houver piora expressiva do NIHSS.
- Para imediatamente infusão de alteplase.
- TC crânio sem contraste na urgência.
- TC crânio sem sangramento è retomar infusão de alteplase.
- TC crânio com sangramento:
  - Hemograma, INR, TTPa e dosagem de fibrinogênio tipagem sanguínea.
  - Crioprecipitado 10 unidades em 10 a 30 minutos. Dose adicional se fibrinogênio < 200 mg/dL
  - Ácido tranexâmico 1.000 mg EV em 10 minutos.
  - Avaliação de hematologista e neurocirurgião
  - Encaminhar paciente para cuidados intensivos (controle de pressão arterial, hipertensão intracraniana, temperatura e glicemia)[4].

Angioedema relacionado com alteplase
- Para infusão de alteplase.

- Infundir Metilprednisonlona 125 mg EV, difenidramina 50 mg EV e Ranitidina 50 mg EV.
- Na progressão do angioedema, administrar epinefrina 0,3 mL subcutânea ou por nebulização.
- Garantir patência das vias aéreas:
  - Edema de lábios e porção anteriores de língua: intubação pode não ser necessária.
  - IOT geralmente necessária em edemas posteriores da língua, palato e laringe[4].

Dados recentes e perspectivas[4]

- Tenecteplase 0,4 mg/kg *bólus* IV tem mesmo perfil de segurança da Alteplase. Não provou superioridade, sua real eficácia ainda é indeterminada. Pode ser considerada em paciente com até 6 horas de ictus, moderado déficit neurológico (NIHSS ao redor de 4), sem oclusão arterial intracraniana.
- Trombectomia mecânica:
  - Preferência para dispositivos do tipo *stent Retriver*.
  - Paciente elegíveis para trombectomia mecânica devem receber alteplase IV e não devem ter a administração de alteplase atrasada para melhor avaliação.
  - Paciente elegíveis para trombectomia mecânica não devem ser submetidos a período de observação clínica após alteplase IV para avaliação de resposta clínica ao trombolítico.
  - São elegíveis para trombectomia mecânica:
    - Rankin 0 ou 1 antes do AVCi;
    - Oclusão de artéria carótida ou segmento M1 de artéria cerebral média;
    - Idade > 18 anos;
    - NIHSS maior ou igual a 6;
    - ASPECTS maior ou igual a 6;
    - Início do tratamento em até 6 horas do ictus.
  - É aceitável a realização de trombectomia em oclusão de M2 e M3, em até 6 horas do ictus. Benefício incerto.
  - É aceitável a realização de trombectomia mecânica em oclusões da circulação anterior, artéria basilar e cerebrais posteriores. Benefício é incerto.
  - Rankin > 1, ASPECTS < 6 e NIHSS < 6. Trombectomia pode ser considerada. Benefício incerto. Mais estudos são necessários.
  - Ictus entre 6 a 16 horas que apresentem *mismatch* (conforme os *DWAN* ou *DEFUSE3 trials*) trombectomia é recomentada.
  - Ictus entre 16 a 24 horas com obstruções da circulação carotídea podem ser submetidos a trombectomia mecânica, desde que haja *mismatch*.

- Opção do Protocolo AVCi HSL:
  - ◉ Pacientes < 4,5 horas: TC crânio com Angio TC cervical e intracraniana.
    - – Trombólise venosa seguida de trombectomia mecânica. Se não houver contraindicações.
  - ◉ Pacientes com AVCI e tempo de evolução avançado (6 a 24 horas) podem ser elegíveis para trombectomia primária se:
    - – Idade ≥ 18 anos;
    - – NIHSS ≥ 10;
    - – Escalada modificada de Rankin pré-AVCI 0-1;
    - – Infarto com extensão menor que um terço do território de ACM (ASPECTS menor ou igual 7);
    - – Oclusão de grande artéria em circulação anterior – ACI distal/T carotídeo ou ACM/M1);
    - – Presença de *mismatch* clínico-radiológico (Critérios *Dawn Trial*);
    - – Pacientes ≥ 80 anos; NIHSS ≥ 10 e core isquêmico < 21 mL;
    - – Pacientes < 80 anos; NIHSS ≥ 10 e core isquêmico < 31 mL;
    - – Pacientes < 80 anos; NIHSS ≥ 20 e core isquêmico < 51 mL.
  - ○ *Wake Up stroke* com tempo de até 24 horas, pode se beneficiar de trombólise endovenosa ou até trombectomia. Necessária avaliação por imagem da presença de zona de penumbra viável, ou seja, presença de *mismatch*. P.Ex. RM DWI e FLAIR: DWI + / FLAIR -, ou DWI + / FLAIR + com SIR^3 < 1,15 (DWI: *diffusion-weighted imaging* – imagem ponderada em difusão; FLAIR: T2 fluid-Attenuated Inversion Recovery) (*MR witness e Wake Up Trial*)
  - ○ Sugerimos fortemente que tais condutas sejam uniformizadas e estabelecidas dentro de protocolo institucional formal.

Monitorização e cuidados durante e após trombólise[1,2,4,6,7]

- Durante trombólise (primeira hora):
  - ○ Acompanhamento contínuo de médico e enfermeira.
  - ○ Sinais vitais a cada 15 minutos.
  - ○ Avaliação neurológica (NIHSS) a cada 15 minutos.
- Duas horas após trombólise:
  - ○ Avaliação médica (com Escala de Coma de Glasgow) a cada 30 minutos.
  - ○ NIH a cada 30 minutos.
- Seis horas após trombólise:
  - ○ Avaliação médica (com Escala de Coma de Glasgow) a cada 60 minutos.
  - ○ NIH a cada 60 minutos.
- Primeiro após trombólise:
  - ○ NIH a cada 2 horas até completar 24 horas.

- Manter monitorização multiparamétrica nas primeiras 24 horas.
- Avalição pupilar a cada 2 horas (desde início da trombólise).
- Iniciar uso de Ácido acetilsalicílico 100 mg 1 × ao dia após 24 horas do fim da trombólise.
- Não realizar punção arterial em sítio não compressível e sondagens nas primeiras 24 horas.
- Realizar avaliação fonoaudológica da deglutição.
- Manter glicemia em 140 e 180 mg/dL. Evitar hipo e hiperglicemias.
- Evitar distúrbios do sódio. Atenção com infusão de fluídos endovenosos.
- Manter pressão necessária para perfusão sistêmica. Evitar hipertensão (PA > 185 × 105).
- Manter saturação O_2 > 94%.
- Controle de temperatura (temperatura < 38 °C).
- Avaliação e programação da reabilitação multiprofissional.

- Após 24 horas até alta hospitalar.
  - Manter controles de PA, temperatura e glicemia.
  - Controle progressivo da PA até normotensão. Iniciar uso de anti-hipertensivos orais se necessário.
  - Iniciar uso de antidiabéticos orais, se necessário.
  - Instituir programa de reabilitação multiprofissional intra-hospitalar.
  - Programar programa de reabilitação a ser realizado após alta hospitalar.
  - Discutir com paciente e familiares eventuais adaptações ambientais, necessidade de supervisão de terceiros e/ou cuidadores e
  - Orientar paciente e familiares sobre necessidade de mudança do estilo de vida para prevenção secundária de AVC. Incluir orientações sobre cessação de tabagismo e prática de atividade física.
  - Orientar sobre sintomas e sinais de AVC para procura de serviço de saúde, alertando sobre benefício de trombólise venosa.
  - Prosseguir com investigação do mecanismo no AVC para instituir tratamento de médio e longo prazo.

Anexo 22.1. Escala de Rankin modificada

Zero – Assintomático – regressão complete dos sintomas
1. Sintomas sem incapacidade – capaz de realizar suas tarefas e atividades prévias.
2. Incapacidade leve – incapaz de realizar todas suas atividades habituais prévias, mas capaz de realizar suas necessidades pessoais sem ajuda.
3. Incapacidade moderada – requer alguma ajuda para as suas atividades, mas é capas de andar sem ajuda de outra pessoa.
4. Incapacidade moderada a grave – incapacidade de andar sem ajuda, incapacidade de realizar suas atividades sem ajuda.
5. Incapacidade grave – limitado a cama, incontinência, requer cuidados e atenção constante.
6. Óbito.

Anexo 22.2. Escala de Aspects

Escala que varia de 0 a 10, sendo o valor máximo uma tomografia normal. A pontuação da escala é feita descontando um ponto de cada região com hipodensidade na tomografia de crânio.

Regiões: Caudado, Núcleo Lentiforme, Ínsula, M1 a 6: territórios da artéria cerebral médica (M1 a 3 mais inferiores (M4 a 6) cortes mais superiores.

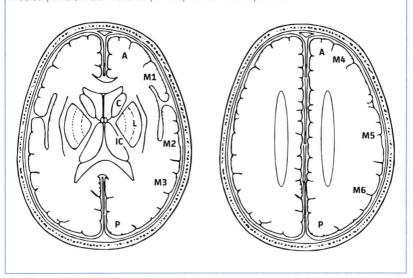

Anexo 22.3. Exames para avaliação da anticoagulação dos Novos Anticoagulantes Orais (NOAC)

	Dabigatrana	Rivaroxabana	Apixabana	Edoxabana
TP	X	±	X	X
TTPa	±	x	X	X
TT	S	X	X	X
TTd	S	X	X	X
ECT	S	X	X	X
Anti F Xa	X	S	S	S

TP: tempo de protrombina
TTPa: tempo de tromboplastina parcial ativada
TT: tempo de trombina
TTd: tempo de trombina diluída
ECT: Ecarin Clotting Test
Anti FxA: Anti fator Xa Atividade
X: não se altera/ não confiável
±: pode estar alterado
S: apresenta alteração

Referências bibliográficas

1. Sacco, R.L., et al., An updated definition of stroke for the 21st century: a statement for healthcare professionals from the American Heart Association/American Stroke Association. Stroke, 2013. 44(7): p. 2064-89.

2. Jauch, E.C., et al., Guidelines for the early management of patients with acute ischemic stroke: a guideline for healthcare professionals from the American Heart Association/American Stroke Association. Stroke, 2013. 44(3): p. 870-947.

3. Steiner, T., et al., European Stroke Organisation (ESO) guidelines for the management of spontaneous intracerebral hemorrhage. Int J Stroke, 2014. 9(7): p. 840-55.

4. Powers, W.J., et al., 2018 Guidelines for the Early Management of Patients With Acute Ischemic Stroke: A Guideline for Healthcare Professionals From the American Heart Association/American Stroke Association. Stroke, 2018. 49(3): p. e46-e110.

5. Kidwell, C.S., et al., A trial of imaging selection and endovascular treatment for ischemic stroke. N Engl J Med, 2013. 368(10): p. 914-23.

6. Kobayashi, A., et al., European Academy of Neurology and European Stroke Organization consensus statement and practical guidance for pre-hospital management of stroke. Eur J Neurol, 2018. 25(3): p. 425-433.

7. Lavine, S.D., et al., Training guidelines for endovascular stroke intervention: an international multi-society consensus document. Neuroradiology, 2016. 58(6): p. 537-541.

19 Capítulo
Riscos nutricionais no idoso agudamente enfermo

Paulo Cesar Ribeiro
Fabiane Gomes Corrêa
Maria Rafaella Santos Leite

Introdução

A desnutrição é uma condição comum, subdiagnosticada e subtratada em pacientes hospitalizados idosos. Estudos multicêntricos que avaliaram a prevalência de desnutrição no cenário de cuidados agudos, relatam que 23%-60% dos pacientes idosos são desnutridos e estima-se que 22%-28% apresentem risco nutricional elevado.

A desnutrição relacionada ao adoecimento decorre da redução da ingestão dietética, má absorção, aumento das perdas de nutrientes e alterações nas demandas metabólicas. Na população de idosos, há ainda, redução da reserva funcional de órgãos associada a deterioração sensitiva e motora, assim como elevada incidência de disfagia orofaríngea ou esofágica. Em geral, sabe-se que a prevalência da desnutrição aumenta à medida que o nível de cuidado exigido pelo paciente aumenta.

Há uma estreita relação entre desnutrição e desfechos negativos, (aumento das taxas de infecção e úlcera por pressão, aumento do tempo de internação hospitalar, duração da convalescença pós-doença aguda); assim como aumento na mortalidade. Os custos de saúde são significativamente aumentados em pacientes desnutridos.

São sinais graves de desnutrição que precisam de investigação de causas adjacentes - perda involuntária de massa corporal (> 5% em seis meses ou > 10% além dos seis meses) e/ou redução acentuada da massa corporal (isto é, IMC < 20 kg/m^2) ou massa muscular.

Fatores de risco e complicações

A etiologia da desnutrição em idosos é multifatorial e os fatores de riscos possuem parâmetros fisiológicos, sociais e econômicos. São definidos como os "nove D's": demência, disgeusia, disfagia, diarreia, depressão, doença, má dentição, disfunção e drogas.

Idosos são especialmente vulneráveis às consequências da desnutrição: tempo prolongado de permanência hospitalar, aumento do risco de quedas, diminuição da funcionalidade, pior qualidade de vida e aumento da mortalidade.

Ferramentas e avaliação

Diante da natureza multifatorial da desnutrição em idosos várias ferramentas de triagem nutricional específicas para a população idosa foram desenvolvidas:

- História clínica e exame físico;
- Ferramentas: Triagem de Risco Nutricional (NRS) 2002, Mini Avaliação Nutricional (MNA), Ferramenta de Triagem Universal de Desnutrição (MUST) e/ou *Malnutrition Screening Tool* (MST);
- Laboratoriais: hemograma completo, albumina, função renal e hepática, eletrólitos, função tireoideana, perfil lipídico;
- Imagem: endoscopia digestiva alta e tomografias de tórax, abdômen e pelve podem ser adicionais, conforme necessidade individual de cada paciente;
- O IMC é um índice simples de peso para altura: os indivíduos são classificados como baixo peso (IMC < 18,5 kg/m^2), peso normal (18,5 a 24,9 kg/m^2), sobrepeso (25-29,9 kg/m^2) ou obesidade ($\geq$ 30 kg/m^2). Entretanto, ferramentas de rastreamento nutricional como o MNA-SF apoiam o uso de pontos de corte mais elevados para identificar a desnutrição em idosos: baixo peso (IMC < 22 kg/m^2), peso normal (22,1 a 27 kg/m^2) e sobrepeso (> 27 kg/m^2).

Recomendações gerais

- As recomendações energéticas em idosos são de 30 kcal/kg de peso corporal; e as recomendações proteicas devem ser de pelo menos 1 g/kg/dia. Esse valor deve ser individualmente ajustado no que diz respeito ao estado nutricional, nível de atividade, função renal, gravidade da doença e tolerância.
- Os cuidados nutricionais e de hidratação devem ser individualizados e abrangente, a fim de garantir ingestão nutricional adequada.
- A disfagia tem consequências graves, tais como desidratação, desnutrição, pneumonia aspirativa. Pacientes com suspeita de disfagia devem ser avaliados pelo e ser submetidos a um videodeglutograma.
- Terapia de suporte nutricional precoce – suplementação oral ou enteral – deve ser iniciado entre 24 e 48 horas da admissão hospitalar nos pacientes com risco nutricional e progredida conforme tolerância nos próximos dias, alcançando a meta na primeira semana.

- Intervenções nutricionais devem ser feitas por equipe multimodal e multidisciplinar a fim de apoiar a ingestão dietética adequada, manter ou aumentar o peso corporal e melhorar o desempenho funcional e clínico.
- Idosos hospitalizados com desnutrição ou em risco de desnutrição deverá ser oferecido suplementação oral, nutrição enteral (NE) ou parenteral a fim de melhorar ingestão dietética e peso corporal e, por conseguinte, diminuir o risco de complicações e readmissão. A suplementação oral deverá ser mantida após a alta hospitalar.
- Recomenda-se preferencialmente via enteral para aporte dietético. Via parenteral deve ser restrita a pacientes com impossibilidade de absorção via trato gastrointestinal e com alto risco nutricional.
- Pacientes idosos que requerem NE, presumivelmente por menos de quatro semanas devem receber uma sonda nasoenteral (SNE). Quando o tempo estimado for maior que quatro semanas ou que não toleraram a SNE, deve-se fazer uma gastrostomia percutânea.
- Nutrição Parenteral (NP): indicada quando a via oral e enteral é impossível por mais de três dias ou inferior a metade dos requisitos de energia por mais de uma semana.
- Sempre que possível, utilizar fórmulas poliméricas com fibras. Fórmulas oligoméricas ficam reservadas para situações especiais quando há intolerância às fórmulas poliméricas.
- Fórmulas imunomoduladoras não demonstraram benefício. Os estudos demonstram benefício do uso de arginina no trauma e no pós-operatório.

Sarcopenia e obesidade

Definição: redução funcional da massa muscular; *sarkos* (carne), *penia* (perda). Seu início ocorre a partir da quarta década de vida aproximadamente. Pacientes acima de 90 anos têm perda de mais de 50% da massa muscular. É muito prevalente em paciente oncológicos, sem correlação direta com IMC. Estudos demonstraram que a mesma está associada a piores desfechos na internação hospitalar.

Causada por fatores hormonais, metabólicos e nutricionais, causa a incapacidade funcional, perda da independência e consequente aumento de mortalidade.

Alterações na composição corporal relacionadas à idade e o aumento da prevalência de obesidade em idosos produzem uma combinação de excesso de peso e redução de massa muscular e/ou força, que foi recentemente definida como obesidade sarcopênica. A obesidade e a sarcopenia em idosos podem potencializar-se mutuamente e maximizar seus efeitos sobre a incapacidade física, morbidade e mortalidade.

Nos últimos anos, um *software* foi desenvolvido para usar imagens de tomografia computadorizada (TC) clinicamente adquiridas para estimar a composição corporal. Esse avanço permite a avaliação da composição corporal em grandes populações e facilita a mensuração como parte do cuidado clínico da rotina. A medição direta de músculo e adiposidade ajudará a guiar os planos de tratamento e as intervenções para otimizar os desfechos de sobrevida.

O tratamento consiste em considerar intervenções para aumentar a massa muscular, como treinamento de resistência ou suplementação de proteína.

Caquexia

Definição: é uma síndrome metabólica complexa associada a doença subjacente e caracterizada por perda de massa muscular com ou sem perda de massa gorda. A caquexia é mediada por citocinas pró-inflamatórias e tem sido associada a um grande número de condições crônicas, como câncer, HIV/AIDS, insuficiência cardíaca e doença pulmonar obstrutiva crônica.

Síndrome de realimentação

Definição: síndrome de realimentação (SR) descreve uma série de alterações metabólicas e bioquímicas que ocorrem como consequência da reintrodução da alimentação após um período de jejum.

Essa resposta metabólica desfavorável causa danos não imunológicos ao organismo e pode ser leve, moderada ou grave. O sinal mais evidente é hipofosfatemia persistente, além de hipocalemia, hipervolemia.

Distúrbios metabólicos extremos podem causar insuficiência respiratória, insuficiência cardíaca, *delirium*, rabdomiólise, anemia hemolítica, convulsões, coma, excesso de infecções e morte. Ocorre deficiência de Tiamina, que deve ser suplementada.

Nos casos de risco de SR:

- Deve-se checar íons antes de iniciar TN, administrar tiamina 200 a 300 mg por dia + Polivitamínicos 1 × ao dia.
- Iniciar suporte nutricional com 10 kcal/kg/dia e progredir lentamente em 4 a 7 dias. Especialistas em nutrição recomendam que o suporte nutricional seja restrito durante a reposição de fosfato e eletrólitos.
- Hidratação cautelosa. Manter o balanço hídrico zerado.
- Correção diária dos distúrbios hidroeletrolíticos.

É importante enfatizar que a SR não representa uma condição ou síndrome singular, mas descreve um espectro de doença que ocorre sob circunstâncias particulares dentro de populações de alto risco. Cautelosa reintrodução de dieta minimiza os riscos de desenvolver SR.

📖 Referências bibliográficas

1. de Luis D, Lopez Guzman A, Nutrition Group of Society of Cstilla-Leon (Endocrinology, Diabetes and Nutrition). Nutritional status of adult patients admitted to internal medicine departments in public hospitals in Castilla y Leon, Spain - A multi-center study. Eur J Intern Med 2006; 17:556.

2. Wallace JI, Schwartz RS, LaCroix AZ, et al. Involuntary weight loss in older outpatients: incidence and clinical significance. J Am Geriatr Soc 1995; 43:329.

3. Kaiser MJ, Bauer JM, Rämsch C, et al. Frequency of malnutrition in older adults: a multinational perspective using the mini nutritional assessment. J Am Geriatr Soc 2010; 58:1734.

4. Mudge AM, Ross LJ, Young AM, et al. Helping understand nutritional gaps in the elderly (HUNGER): a prospective study of patient factors associated with inadequate nutritional intake in older medical inpatients. Clin Nutr 2011; 30:320.

5. White JV, Guenter P, Jensen G, et al. Consensus statement: Academy of Nutrition and Dietetics and American Society for Parenteral and Enteral Nutrition: characteristics recommended for the identification and documentation of adult malnutrition (undernutrition). JPEN J Parenter Enteral Nutr 2012; 36:275.

6. Volkert D,et al, ESPEN guideline on clinical nutrition and hydration in geriatrics, Clinical Nutrition (2018), doi.org/10.1016/j.clnu.2018.05.024.

7. Stephen A. McClave, MD1*; Beth E. Taylor, RD, DCN2*; Robert G. Martindale et al. Guidelines for the Provision and Assessment of Nutrition Support Therapy in the Adult Critically Ill Patient: Society of Critical Care Medicine (SCCM) and American Society for Parenteral and Enteral Nutrition (A.S.PE.N.). JPEN J Parenter Enteral Nutr 2016 159–21.

24 Capítulo
Suporte à alta hospitalar

Alexandre Leopold Busse
Venceslau Coelho
Luciano Rodrigues de Oliveira

Introdução

A elevação dos custos da atenção hospitalar está relacionado com as altas taxas de internação, em decorrência da mudança no padrão das doenças, muito relacionadas ao envelhecimento da população e consequente aumento das doenças crônicas, respaldadas na hegemonia do modelo hospitalocêntrico, e com os gastos em decorrência do uso crescente de alta tecnologia.

Desospitalização consiste em transferir o paciente do hospital, para continuidade do tratamento em ambiente extra-hospitalar, sendo esses, em clínicas de transição ou cuidados domiciliares (*home care*), e realizando os cuidados em serviços de diversas complexidades ou alta dependência. Significa liberar ou dispensar o paciente da internação hospitalar, visando a sua reabilitação e /ou reintegração à sociedade. Entre os serviços que compõem a rede de desospitalização estão a Assistência Domiciliar ou *Home care*, Hospitais de Retaguarda ou de leitos dia (*Day Hospice*), Ambulatórios e Instituições de Longa Permanência.

A desospitalização se constitui em um premente desafio com o aumento na expectativa de vida e da incidência de doenças crônicas e degenerativas. Além da insuficiência de recursos públicos, a família, tem dificuldades de assumir o cuidado do paciente na residência, criando impasses a serem enfrentados pela equipe multiprofissional no tocante a educação em saúde no momento da alta hospitalar.

O aumento de idosos hospitalizados traz um dilema atual entre diminuir as re-hospitalizações e evitar complicações relacionadas à internação prolongada. As pesquisas mostram que quanto maior é o tempo de internação hospitalar, mais intensa é a diminuição da capacidade funcional.

A internação prolongada pode acelerar a perda muscular, devido à diminuição de atividade física e piora do estado nutricional. As consequências principais são: piora da mobilidade e aumento de dependência. Entre os idosos, os preditores clínicos de internação prolongada são: desnutrição, depressão, dependência para atividades da vida diária, dificuldade para caminhar, comprometimento cognitivo, úlceras de decúbito e *delirium*. Observa-se que mesmo após a estabilização clínica, existem algumas barreiras para a desospitalização: falta de cuidador, dificuldades relacionadas a assistência domiciliar, falta de uma adequada assistência de reabilitação, insegurança dos familiares ou da equipe de saúde.

A necessidade de reabilitação motora, respiratória, nutricional ou da deglutição; revela uma dificuldade de fazer a transição para uma equipe fora do hospital. O médico e a família podem ficar inseguros com a possibilidade de perder alguns progressos conseguidos durante a internação. Mesmo quando é possível dispor de uma assistência domiciliar, existe muitas vezes um atraso no pedido por escrito, que deve ser realizado pelo médico assistente. Frequente também é o atraso da liberação pela operadora de saúde, que muitas vezes nega o pedido quando entende que foi solicitado mais do que o paciente precisaria ou quando acredita que a internação domiciliar será muito prolongada.

A família muitas vezes coloca barreiras para a alta hospitalar em geral nos casos em que o paciente se tornou dependente, necessita de um cuidador em tempo integral e de adaptações ambientais no domicílio.

As pesquisas vem aumentando e muitos hospitais vem adotando intervenções para diminuir o tempo de internação especialmente dos idosos que cada vez mais vem aumentando entre os pacientes internados. De acordo com uma revisão sistemática da Cochrane de 2017, realizada por Gonçalves-Bradley e cols., é fundamental que todo hospital realize um plano de alta assim que o paciente interne. Deve ter o envolvimento de toda a equipe multidisciplinar, estabelecer uma boa comunicação entre o paciente, a família e a equipe. Mostra ainda a importância das decisões compartilhadas, do estímulo ao autocuidado ou ao treinamento precoce do cuidador. A comunicação precoce com a equipe que vai dar sequência ao tratamento após a alta ou mesmo com assistente social melhora também a transição de cuidados e diminui eventuais inseguranças. Essa revisão mostrou uma diminuição do tempo de internação e das re-hospitalizações, além da melhora da satisfação entre os pacientes e profissionais.

Um dos aspectos recomendados é uma abordagem multidimensional precoce do idoso que interna no hospital. A Avaliação Geriátrica Ampla é uma abordagem multifacetada que se concentra em entender os domínios físicos, cognitivos, psicológicos e sociais. É uma avaliação abrangente da capacidade funcional e das síndromes geriátricas. Além de fazer diagnósticos das doenças, mapeia as vulnerabilidades de saúde e auxilia no planejamento das condutas (ver mais detalhes no Capítulo 7).

Capítulo 24 – Suporte à alta hospitalar **131**

Planejamento

O processo da alta hospitalar deve ser iniciado o mais breve possível. A internação hospitalar deve ser entendida como transição:

- descompensação > melhora > restabelecimento em casa (quando possível).

Equipe multidisciplinar deve fornecer constantemente orientações sobre o plano de cuidados durante a internação para que o paciente, seus familiares e cuidadores tenham conhecimento sobre o que fazer após deixar o hospital antes mesmo do processo de alta hospitalar estar finalizado.

O planejamento da alta hospitalar baseado em programas de transferência de cuidados do ambiente de alta complexidade para serviços de transição de cuidados, ou ambiente domiciliar de maneira segura é benéfico para o paciente idoso e interfere significativamente nas reinternações, diminuindo-as. O fundamental é a troca de informações entre os profissionais de saúde, pacientes, familiares e seus cuidadores.

Quase a totalidade das pessoas acreditam que seu familiar estará melhor cuidado no hospital, sentindo-se mais seguras. E essa crença é corroborada pela exigência muitas vezes de cuidados mais especializados, recursos humanos, recursos materiais e tecnológicos, dentre outros.

No Brasil, seguindo tendência internacional, a principal opção de desospitalização sobretudo de pacientes idosos, no sistema suplementar é o *home care*. Nota-se pouca opção de desospitalização para leitos de reabilitação em hospitais de menor complexidade principalmente por ser esta modalidade pouco explorada e muitas vezes indisponível aos usuários de planos de saúde por seus convênios. Se analisado o custo de internação em hospital de alta complexidade comparada a outras modalidades de atenção à saúde, o custo da internação pode variar de 10% a 90% segundo dados na Associação Nacional de Hospitais Privados (ANAHP).

Pontos chaves da alta hospitalar

- Estabilidade clínica;
- Adequado planejamento de alta;
- Familiares e cuidadores treinados;
- Equipe multiprofissional comprometida com orientações;
- Educação e orientação em saúde (ex.: Folder, Impressos);
- Acompanhamento pós-alta quando necessário (garantir continuidade dos cuidados).

Checklist da alta segura

- O paciente e seus familiares compreendem o que motivou a internação e as condições de saúde na alta? Utilizar método de repetição: explicar e pedir para o paciente ou familiar repetir a informação com suas próprias palavras. Todos os familiares estavam presentes? Quanto maior a família, melhor marcar uma "reunião" para explicar tudo a todos, evitando "disse-me-disse".

- O paciente e seus familiares foram avisados das necessidades de auxílio para locomoção, higiene e alimentação?
- Foi fornecido um sumário de alta?
- Está claro quais médicos deve manter acompanhamento ambulatorial?
- As consultas "pós alta" estão agendadas?
- Foram informados sinais de alarme para retorno ao hospital em caso de piora? Explicar o curso da doença em casa, antecipando circunstâncias e quando é motivo para entrar em contato com um médico.
- Foi fornecida prescrição com medicações para uso domiciliar? Deixe claro para o paciente caso alguma medicação tenha sido modificada. Assinale com destaque as novas.
- Alguma das medicações necessita de receita especial (azul ou branca)?
- Alguma das medicações não está disponível em farmácias convencionais (ex.: antirretrovirais)? Se não, há como disponibilizá-las na alta (ex.: é feriado?)?
- Há exames para serem feitos após a alta? Se sim, já foram marcados ou necessitam aguardar autorização?

Fatores confundidores e dificultadores para alta hospitalar

- Internação social.
- Plano multidisciplinar de cuidado mal elaborado com negativa dos familiares (ex.: Fisioterapia realizada duas vezes no hospital e prescrito para residência).
- Alta postergada sem piora clínica.
- Familiar médico opinando.
- Família disfuncional.

Obstáculos para desospitalização

- Família resistente.
- Médico em concordância com "vontades" da família.
- Suporte social ruim.
- Complexidade clínica do paciente.
- Sentimento que o paciente ainda vai melhorar no hospital.
- Sentimento que não consegue cuidar no domicílio.
- Falta de estrutura para desospitalização.
- Recursos financeiros insuficientes.

Fatores facilitadores para alta hospitalar

- Processo de alta precoce (desde internação).
- Equipe de desospitalização presente.
- Auditoria de convênios.
- Paciente particular.

- Paciente quer ir embora.
- Família quer levar para casa.
- Médico empenhado na alta.
- Já era acompanhado por *home care* ou morava em ILP.

Conclusões

O planejamento para alta hospitalar é uma atividade interdisciplinar com a finalidade de promover o preparo e os recursos necessários para continuidade dos cuidados no ambiente domiciliar ou ainda em serviços de cuidados continuados como *Home care,* Hospitais de transição/reabilitação ou de longa permanência, *hospices,* dentre outros.

Planejar esse processo reflete a qualidade da assistência prestada (não só preocupada com o intra-hospitalar), confere segurança ao paciente, otimiza o fluxo de pacientes dentro da instituição e evita readmissões.

Existem claros benefícios para o paciente, pois a desospitalização no tempo correto proporciona maior chance de esclarecimento e envolvimento familiar, diminui riscos e traz maior estímulo à continuidade de tratamentos. Há benefícios para o hospital, pois proporciona melhor gestão dos leitos com maior utilização da capacidade operacional. Para serviços de cuidados continuados os benefícios são melhor gestão do fluxo de paciente (sustentabilidade) com baixa ou nenhuma necessidade de reinternações em centros de alta complexidade e para as fontes pagadoras, melhor gestão das despesas assistenciais, otimização de custos.

Referências bibliográficas

1. Gonçalves-Bradley DC, Lannin NA, Clemson LM, Cameron ID, Shepperd S.
2. Discharge planning from hospital. Cochrane Database of Systematic Reviews 2016.
3. Alcântara MAS. Desospitalização de pacientes idosos: dependentes em serviço de emergência: subsídios para orientação multiprofissional de alta [dissertação]. São Paulo: Universidade Federal de são Paulo; 2012.
4. Associação Nacional de Hospitais Privados (ANAHP). Nota Técnica Anahp. NEA – Núcleo de Estudos e Análises. Longa Permanência. São Paulo, 2015. 28p.
5. https://pebmed.com.br/passo-a-passo-da-minha-primeira-alta-hospitalar/

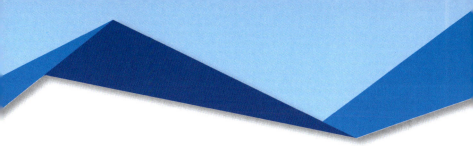

Índice remissivo

A

AAS, 59

Acidente vascular cerebral agudo, 114
    isquêmico, 115
        silente, 115
    sem especificação, 115
    encefálico, 66
        isquêmico, 3, 114

Agitação psicomotora, 42, 75

Agressão, 42

Alprazolam, 57

Alta hospitalar, 133, 134

Alteplase, 119

Alucinações, 42

Ambiente adequado para atendimento, 15

American Academy of Neurology, 70

American Medical Association (AMA), 70

Amitriptilina, 57

Analgésicos, 89

Anamnese, 7, 87

Aneurismas em iminência de ruptura, 3

Angioedema relacionado com alteplase, 119

Ansiedade, 44

Anti-inflamatórios não esteroidais (AINEs), 89

Anticoagulação, 98

Anticoagulantes orais diretos, 101

Anticolinérgico, 57

Antidepressivos, 57, 59

Antipsicóticos, 57, 59

Apixabana, 51, 59, 102

Aripiprazol, 45

Artroplastia de quadril ou joelho, 102

Ataque isquêmico transitório, 115

Atelectasia, 84

Atendimento de emergência no idoso, causas de, 3

Autonomia, 72

Avaliação
    cognitiva, 80
    das úlceras por pressão, 52
    do idoso no pronto atendimento
        de enfermagem, 19
        diferenciada, 2
    Geriátrica Ampla, 24, 131
    Geriátrica Compacta de 10 minutos (AGC-10), 24-26
    inicial de queda no idoso, 28
    pré-operatória multidimensional, 76

B

Benzodiazepínicos, 57, 59

Broncoaspiração, 53, 85

Bronquite/enfisema, 10

C

Capacidade de relatar a própria história, 3

Caquexia, 128

Carbamazepina, 45, 59

Carisoprodol, 58

Ciclobenzaprina, 58

Ciprofloxacino, 60

Cirurgia de fratura de quadril, 51

Citalopram, 45

Clomipramina, 57

Clonazepam, 57

Cloridrato
de esmolol, 118
de hidralazina, 118

Complicações, 50
pós-quedas, 32
pulmonares, 84

Comunicação, 16

Confusion Assessment Method (CAM), 39

Constipação intestinal, 3

Contenção mecânica, 46

Cuidados
paliativos, 72
pós-operatórios, 82
pré-operatórios, 76

CURVES, mnemônico, 73

D

Dabigatrana, 51, 59, 102, 119

Déficit sensorial, 44

Delírios, 42

Delirium, 3, 38, 43, 58, 83
hiperativo, 39
hipoativo, 39
misto, 39
no perioperatório, 82
profilaxia e tratamento de, 83
tratamento do, 84

Demência avançada, 91

Depressão, 44

Desnutrição, 85, 125

Desospitalização, 130, 133

Dexclorfeniramina, 57

Dextromethororphan-quinidina, 46

Diabetes *mellitus*, 3

Diarreia, 3

Diazepam, 57

Diclofenaco, 58

Difenidramina, 57

Dimenidrato, 57

Disfagia, 85, 126

Dispneia, 75

Distúrbios
do sono, 44
hidroeletrolíticos, 3

Diuréticos, 59

Doença(s)
cardiovasculares, 3, 10
cerebrovasculares, 3, 10
infecciosas, 3

pulmonares obstrutivas crônicas, 3, 10

respiratórias, 3

Dor, 44, 86

aguda, 86

crônica agudizada, 87

em decorrência do trauma da queda, 35

forte, 75

leve, 74

moderada, 74

neuropática agudizada, 89

torácica, 104

E

Edoxabana, 102

Embolia pulmonar, 3

Emergências cardiológicas, 104

Enoxaparina, 51

Epidemiologia do idoso, 9

Equipe, 16

Escala

de Aspects, 123

de Coma de Glasgow, 35

de faces, 88

de Rankin modificada, 122

visual numérica, 88

de dor, 87

Espaço físico, 15

Evento adverso de medicação, 43

Exacerbação de asma, 3

Exame físico, 7, 87

Exploração financeira, 69

F

Fármacos com ação antagonista da vitamina K (AVK), 99

Fatores de risco, 64

para perda de mobilidade, 49

Fecaloma, 3

Ferramenta de Triagem Universal de Desnutrição (MUST), 126

Fibrilação atrial, 102

Fragilidade, 80, 111, 113

Fratura(s), 33, 58

de pelve, 33

de punho, 33

de quadril, 33

de rádio distal, ulna, úmero proximal e clavícula, 34

do fêmur distal, 33

vertebrais, 33, 34

Frequência respiratória, 4

Função plaquetária, 99

G

Gabapentina, 45, 60

H

Haloperidol, 45

Hematomas intracranianos, 3

Hemorragia

relacionada com IV alteplase, 119

digestivas, 3

Hemostasia, efeitos do envelhecimento na, 99

Heparina, 80

Hidratação, 4

Hipertensão arterial, 10

Hipnóticos não benzodiazepínico, 57

Hipotensão postural, 111

Home care, 132

Hospital Sírio-Libanês, 10, 12, 114

I

Ibuprofeno, 58

Identification of Seniors at Risk (ISAR), 26

Imipramina, 57

Imobilidade, prevenção de complicações clínicas pela, 50

Imobilismo, 49

Incapacidade funcional, 19

Infarto
agudo do miocárdio sem supradesnivelamento do segmento ST, 108
do SNC, 115

Infecção(ões)
urinária, 3, 91, 94
em demência avançada, 91, 95
respiratórias, 91

Influenza, 66

Inibidores
de bomba de prótons, 58
de recaptação de serotonina, 59

Instrumentos, 25
de avaliação de risco, 65

Insuficiência
cardíaca, 10, 59
descompensada, 3
coronariana, 3
respiratória, 84

Internação(ões) hospitalar(es), 10
prolongada, 131

L

Limitação funcional, 35

Lorazepam, 57

M

Má informação, 17

Macrolídeos, 93

Malnutrition Screening Tool (MST), 126

Manejo pós-quedas, 36

Meclizina, 57

Medicações/medicamentos, 55
em uso, 4
potencialmente inapropriadas, 57

Meloxicam, 58

Meningites, 3

Metoclopramina, 58

Método C.U.R.V.E.S., 73

Mini Avaliação Nutricional (MNA), 126

Mirtazapina, 59

Mortalidade, 10

N

Naproxeno, 58

Negligência, 69

Nitrito, 95

Nortriptilina, 57

Novos anticoagulantes orais (NOAC), 123

Nutrição Parenteral (NP), 127

O

Obesidade, 127

Óleo mineral, 58

Opioides, 89

P

Paradigma
de comunicação, 12
de cuidado, 12
de formação, 13

do envelhecimento, 12
espacial, 12
social, 13

Parkinson, doença de, 59

Paroxetina, 57

Perda de mobilidade, 49

Perioperatório, 76

Piroxicam, 58

Planejamento para alta hospitalar, 134

Pneumonia, 3, 10, 66, 91
hospitalar, 84

Polifarmácia, 111

Pós-quedas, 32

Prazosin, 45

Pregabalina, 60

Prejuízo cognitivo, 3

Procalcitonina (PCT), 93

Prognóstico do idoso
em situações específicas, 65
agudamente enfermo, 64

Pronto Atendimento Geriátrico (ProAGE) no Hospital Sírio-Libanês (HSL), 13

Q

Queda(s), 3, 58
acidental, 29
prévia, 28
secundária a condição subjacente, 29

Quetiapina, 45

R

Radiografia de tórax, 92

Ranitidina, 60

Reação adversa a medicamentos (RAM), 2, 3, 55

Relaxantes musculares, 58

Riscos nutricionais, 125

Risperidona, 45

Rivaroxabana, 51, 59, 102

S

Sangramento, 98
digestivo alto, 66

Sarcopenia, 127

Sepse, 65

Síncope, 111
de origem cardíaca, 111
diagnósticos incorretamente classificados como, 112
reflexa, 111

Síndrome(s)
coronariana aguda, 66, 104, 105
com supradesnivelamento do segmento ST, 106
sem supradesnivelamento do segmento ST, 108
de realimentação, 128
demenciais, 58
respiratória aguda grave, 94

Sulfametoxazol/trimetroprim, 59, 60

Suporte
à alta hospitalar, 130
artificial de vida, 73

T

Tenecteplase, 120

Tentativa de suicídio, 3

Terapia
anti-influenza, 94
de suporte nutricional precoce, 126

Tramadol, 89

Transição de cuidados, 17

Transtorno neuropsiquiátrico, 72

Tratamento anticoagulante, 99

Traumas, 3, 66

Traumatismo craniano, 34

Triagem, 20
    de risco nutricional (NRS) 2002, 126

Trombectomia mecânica, 120

Tromboembolismo venoso, 50, 78, 102

Trombólise
    endovenosa, 116
    venosa, 117

Trombose(s), 98
    venosas, 3

U

U.S. Preventive Services Task Force, 70

Úlceras de decúbito, 51

Urgências, apresentações típicas das, 6

V

Vancomicina, 97

Varfarina, 59

Violência contra o idoso, 68
    física, 68
    sexual, 69
    verbal ou psicológica, 68

Z

Zolpidem, 57